ÉTUDES GYNÉCOLOGIQUES

DESTRUCTION TOTALE DE L'URÈTHRE

CHEZ LA FEMME

CAUSES ET TRAITEMENT

PAR

Le Docteur **RENÉ FRŒLICH**

CHEF DE CLINIQUE CHIRURGICALE A LA FACULTÉ DE NANCY

PARIS

G. MASSON, ÉDITEUR

LIBRAIRE DE L'ACADÉMIE DE MÉDECINE

120, boulevard Saint-Germain

1891

DESTRUCTION TOTALE DE L'URÈTHRE

CHEZ LA FEMME

CAUSES ET TRAITEMENT

DU MÊME AUTEUR

Des études médicales en Allemagne. — *Revue médicale de l'Est.* 15 janvier 1890.

Un cas d'anesthésie hypnotique pour une opération chirurgicale. — *Revue médicale de l'Est.* 15 mars 1890.

Un cas d'ostéomyélite aiguë. — Par le Dr Haushalter et R. Frœlich. *Revue médicale de l'Est.* 1er janvier 1890.

Deux fractures spontanées chez un paralytique général. — *Revue médicale de l'Est.* 1er septembre 1890.

Aiguille à suture modifiée. — Société de médecine de Nancy. 24 juillet 1889.

Nancy, imp. Berger-Levrault et Cie.

ÉTUDES GYNÉCOLOGIQUES

DESTRUCTION TOTALE DE L'URÈTHRE

CHEZ LA FEMME

CAUSES ET TRAITEMENT

PAR

Le Docteur RENÉ FRŒLICH

CHEF DE CLINIQUE CHIRURGICALE A LA FACULTÉ DE NANCY
ANCIEN AIDE D'ANATOMIE, ANCIEN INTERNE DES HÔPITAUX
LAURÉAT DE LA FACULTÉ

PARIS
G. MASSON, ÉDITEUR
LIBRAIRE DE L'ACADÉMIE DE MÉDECINE
120, boulevard Saint-Germain

1891

INTRODUCTION

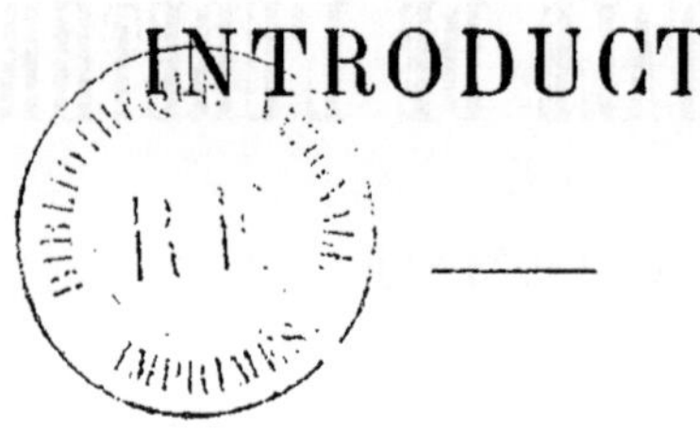

Grâce au perfectionnement de la technique opératoire et à la sécurité que donne l'asepsie, il n'est plus aujourd'hui de fistules vésico-vaginales dont la guérison ne puisse être obtenue. Il n'en est pas de même quand ce n'est plus la vessie, mais son canal excréteur et l'appareil sphinctériel dont il est pourvu qui ont été atteints et détruits en entier, dans le cours d'un accouchement difficile, ou à la suite de tout autre traumatisme. La restauration du canal est très laborieuse, souvent impossible, et dût-elle réussir, l'incontinence semble devoir persister, puisque le sphincter a été détruit.

Nous nous proposons d'étudier dans ce travail, et les causes capables d'amener la destruction totale de l'urèthre chez la femme, et les moyens proposés pour le restaurer et pour rendre à la malade le contrôle sur sa miction.

Le désir de nous occuper de cette question nous est venu pendant notre séjour à la clinique de notre maître, M. le professeur Heydenreich. On admit au service une jeune femme à laquelle un médecin, en voulant extraire par la dilatation forcée un calcul urinaire trop gros, avait déchiré, d'arrière en avant, le col de la vessie et l'urèthre dans toute sa longueur. L'accident remontait à un an, la conséquence en avait été une incontinence absolue.

L'urèthre était remplacé par une gouttière placée derrière la symphyse et qui conduisait par un orifice assez large dans la vessie. Nous avons cherché dans la littérature médicale les observations où de pareilles lésions s'étaient rencontrées, et nous avons noté leurs causes et les traitements employés pour les guérir. C'est le résultat de nos recherches que nous allons exposer.

Notre travail est divisé en deux parties d'inégale importance. Dans la première, la plus courte, nous énumérons les causes de la destruction de l'urèthre chez la femme; dans la seconde nous décrivons les opérations qui ont été imaginées pour réparer ces désordres, après avoir signalé les notions anatomiques et physiologiques indispensables à notre sujet.

Dans un chapitre spécial nous exposons les indications des divers procédés de traitement, ainsi que la technique opératoire.

Nous examinons ensuite le résultat fonctionnel obtenu et les moyens proposés pour l'améliorer quand il laisse à désirer.

Enfin nous donnons les conclusions que nous croyons pouvoir tirer de notre travail.

HISTORIQUE

L'historique de la question que nous allons étudier est tout entier à faire, aucun travail d'ensemble n'ayant encore été publié sur ce sujet. Celui que nous allons essayer d'établir n'est composé que d'observations isolées, éparses dans les auteurs, et que nous mentionnerons dans leur ordre chronologique.

Ce n'est pas avant la seconde moitié de ce siècle que la littérature médicale s'occupe des destructions de l'urèthre chez la femme. Signalons cependant un curieux travail écrit en latin et datant de 1716. L'auteur, un Allemand nommé Mittelhæuser [1], attribue l'incontinence consécutive à l'accouchement non pas à la déchirure du canal par le travail, mais aux manipulations intempestives des sages-femmes et autres matrones, qui déchirent l'urèthre avec leur doigt. Les expressions dont il se sert méritent d'être citées : *Quis enim ignorat quod sæpe rusticæ non minus, quam aliæ simplissimæ mentis feminæ ad hoc ingens et maximi momenti munus admitti soleant quæ nec structuræ anatomicæ partum genitalium, nec*

1. Mittelhæuser. — *Dissertatio medica de incontinentia urinæ ex partu.* — Præs. S. P. Hilschero, MDCCXVI.

ordinis quem natura in hoc servari solet.... improvidos digitos non orificio uteri interno, ut decebat, sed urethræ ostio inferunt atque sic sphincterem vesicæ.... penetrant, laxant aut tonum ejus plane perdunt.

La cause de cette pauvreté de la littérature du commencement de ce siècle semble être due, d'une part, à l'usage alors peu répandu du spéculum, et, d'autre part, à l'impossibilité où l'on se trouvait de reconstituer le réservoir urinaire, avant les travaux de Jobert et de ceux plus récents de Simon, Sims, Bozemann, Herrgott, qui ont donné des préceptes d'autoplastie devenus classiques.

Le premier chirurgien qui ait parlé de la destruction totale de l'urèthre chez la femme est un Français, Jobert de Lamballe. Dans son *Traité de chirurgie plastique* [1], il raconte avoir guéri plusieurs femmes de cette lésion en utilisant des lambeaux disséqués sur les parois du vagin.

Dix ans plus tard, Baker-Brown [2] signale un succès obtenu par une opération spéciale, en fermant la vessie du côté du vagin et en créant une fistule sous-pubienne. En 1863 [3] et l'année suivante, l'auteur rapporte encore deux opérations analogues, pratiquées avec un résultat parfait. Vers la même époque, Trélat [4] reconstitua directement un bas-fond de la vessie et un urèthre dont la fonction resta perdue néanmoins ; un compresseur assura la rétention.

Emmet prétend avoir guéri par autoplastie sept malades dont l'urèthre avait été détruit, soit par un procédé

---

1. Jobert de Lamballe. — Paris, 1849, p. 262.
2. Baker-Brown. — *Surgical diseases of women*. 1861.
3. Baker-Brown. — *The Lancet*. Juin 1863 et janv. 1864.
4. Trélat. — *Gaz. des hôpitaux*. Déc. 1865.

semblable à celui de Baker-Brown [1] dont il ignorait d'ailleurs les travaux, soit par reconstruction directe. Il aurait échoué dans quelques autres cas. Les opérations d'Emmet ont été contemporaines, en Amérique, de celles de Baker en Angleterre. En 1862, Freund [2] décrivit deux cas de destruction de la paroi inférieure de l'urèthre chez la femme. Morgan [3], en 1869, rapporta une observation de la même lésion.

L'année suivante, Deroubaix [4] guérit deux malades par le procédé de la fistule sous-pubienne.

A partir de ce moment, les observations de destruction totale de l'urèthre deviennent de plus en plus nombreuses.

En 1873, H. Kidd [5] publia un procédé particulier qui lui réussit dans un cas sur lequel nous aurons à revenir.

En 1874, Sinclair [6] donna l'observation d'une malade dont le canal avait été déchiré par l'expulsion spontanée d'un calcul vésical.

La même année Reimann [7] cita un cas de déchirure de l'urèthre compliquée d'une rupture du clitoris.

Rutenberg [8] proposa, en 1875, de remplacer l'urèthre détruit par une fistule hypogastrique après avoir fermé la vessie du côté du vagin; ce procédé ne fut mis en exécution qu'en 1880 par Werth.

Dans une thèse de 34 pages, de Berlin, Schmarbeck cite

1. Emmet. — *Maladies des femmes*. — Traduction Ollivier. Paris, 1887.
2. Alex. et Max Freund et W. Betschler. — *Klinische Beiträge zur Gynækologie*. 1862.
3. Morgan. — *Med. Press and Circul.*, p. 204. 1869.
4. Deroubaix. — *Traité des fistules uro-génitales de la femme*. 1870. Bruxelles.
5. H. Kidd. — *Dublin Journal of med. Sciences*. 1873.
6. Sinclair. — *Dublin Journal of med. Sciences*. 1874.
7. Reimann. — *Inaug.-Dissert.* Bonn, 1874.
8. Rutenberg. — *Wiener med. Woch.*, n° 37. 1875.

5 cas de destruction totale de l'urèthre ; 4 de ces cas sont empruntés à la clinique de Schrœder. Dans trois observations, la lésion était due à un processus ulcératif syphilitique ; la quatrième malade qui fut opérée, était également syphilitique, mais les dégâts étaient surtout attribués à un accouchement. La lésion de la cinquième malade avait été produite par la diphtérie[1]. Nous aurons à revenir sur ce travail.

A la même époque, Rose[2] pratiquait pour une destruction de l'urèthre une fistule vagino-rectale suivie de colpocleisis. En 1879, de Sayre[3] publia un résultat plastique et fonctionnel parfait par autoplastie directe ; et Cazin, un succès par fistule vagino-rectale et colpocleisis.

Une thèse de Strasbourg de 1881[4] apporte 2 cas nouveaux empruntés à la clinique de Freund, l'auteur a surtout en vue de prouver, dans son travail de 29 pages, que la séparation de la paroi inférieure d'avec la paroi supérieure de l'urèthre est provoquée par des lésions syphilitiques auxquelles vient se joindre un léger traumatisme.

Rudeloff prétend ne connaître que 8 cas antérieurs aux siens où une lésion si étendue de l'urèthre a été trouvée, ce sont les 2 cas de Freund en 1862, le cas de Morgan en 1869 ; les 4 cas de Schmarbeck, et le cas de Werth. Cette tentative d'historique (l'auteur ne cite que les noms des chirurgiens auxquels appartiennent ces observations) est tout à fait illusoire.

---

1. Schmarbeck. — *Ueber Zerstörungen der weiblichen Harnröhre.* — Inaug.-Dissert. Berlin, 1877.
2. Rose. — *Plastischer Ersatz der weibl. Harnröhre.* (*Zeit. f. Chir.* 1875.)
3. *Archives de tocologie.* Juin 1879.
4. Rudeloff. — *Ueber Spaltung der hinteren Urethralwand.* — Inaug.-Dissert. Strassburg, 1881.

En 1878, Lawson Tait[1] avait publié deux cas de restauration par des lambeaux vaginaux avec un résultat parfait sous tous les rapports. Puis vinrent successivement les observations de Werth[2] en 1880, un cas d'hypospadie de Lebedeff[3], la même année un autre de Mörike[4], et l'année suivante, un troisième de Lücke[5]. En 1881, Lapin[6] publia un cas de destruction de l'urèthre par mutilation religieuse. En 1883, Pawlik[7] rapporte un fait de guérison à la suite d'une restauration par lambeaux pris sur le vagin, et Brœse[8] un cas où Schrœder tenta de remplacer le sphincter vésical détruit par le sphincter anal.

Fritsch[9], en 1887, signale 6 faits; 4 guérisons par fistules vagino-rectales, et deux succès par restauration avec les petites lèvres.

Pozzi[10], en 1888, obtint un excellent résultat fonctionnel et plastique, dans un cas où le septum uréthro-vaginal détaché flottait dans le vagin, adhérent seulement au niveau du méat.

Dans la même année, Schatz[11] citait une destruction de l'urèthre par un calcul.

En 1890, dans un cas d'hypospadie, Polaillon[12] créa un urèthre avec la totalité des petites lèvres.

---

1. Lawson Tait. — *Obstetric Transactions*. Vol. 20. 1878.
2. Werth. — *Archiv. f. Geb. und Gyn*. Bd. XVI. 1880.
3. Lebedeff. — *Archiv. f. Geb. und Gyn*. Bd. XVI. 1880.
4. Mörike. — *Z. f. Geb. u. Gyn*. Bd. V. 1880.
5. Lücke. — *Seligmann*. Inaug.-Dissert. Strassburg, 1881.
6. Lapin. — *Archiv. f. Gyn*. Bd. XVII. 1881.
7. Pawlik. — *Z. f. Geb. u. Gyn*. Bd. VIII.
8. Brœse. — *Z. f. Geb. u. Gyn*. Bd. X.
9. Fritsch. — *Centralblatt f. Gyn*. 1887.
10. Pozzi et Houzel. — *Gaz. méd. de Paris*. 1888.
11. Schatz. — *Zeit. f. Chirurgie*. Mars 1886.
12. Polaillon. — *Bulletin de la Société de chirurgie*. Juin 1890.

Enfin, nous ajouterons à cette série, le cas de M. Heydenreich qui est le point de départ de notre travail.

En additionnant toutes ces observations, nous arrivons au chiffre de 53 cas, signalés dans la littérature médicale depuis 1849. Ce chiffre est beaucoup au-dessous de la vérité; car un certain nombre de faits n'ont pas été publiés de l'aveu même des auteurs; de plus, nous avons laissé de côté les cas où la fistule vagino-rectale combinée avec le colpocleisis fut pratiquée pour des lésions dans lesquelles, outre l'urèthre, toute la cloison vésico-vaginale avait disparu.

Tous ces matériaux épars dans les auteurs, nous les avons rassemblés, et nous avons essayé de les classer méthodiquement, en en faisant un travail d'ensemble sur la destruction totale de l'urèthre chez la femme, question qui a une importance réelle, étant donné le nombre des cas que nous avons pu réunir.

DESTRUCTION TOTALE DE L'URÈTHRE

CHEZ LA FEMME

CAUSES ET TRAITEMENT

CAUSES DE LA DESTRUCTION DE L'URÈTHRE CHEZ LA FEMME

La destruction totale de l'urèthre chez la femme n'est pas une lésion aussi rare qu'il nous semblait tout d'abord. A mesure que nos recherches se faisaient, nous voyions les observations s'accumuler, et les causes en être des plus variées. Des destructions traumatiques, obstétricales, inflammatoires, néoplasiques, des absences congénitales, jusqu'à des mutilations religieuses contribuent à renforcer la casuistique de cette lésion.

Destructions obstétricales.

Le plus grand nombre des destructions de l'urèthre est dû aux insultes auxquelles est exposé ce canal pendant l'accouchement. Comment cette lésion se constitue-t-elle ?

La première idée qui vient à l'esprit, c'est de l'attribuer au même mécanisme qui donne lieu aux fistules vésico-vaginales. On comprend facilement que la tête du fœtus pendant un travail prolongé vienne comprimer l'urèthre contre la symphyse pubienne, et y entraver la nutrition au point d'occasionner consécutivement l'élimination par gangrène de la paroi postérieure du canal. Nous disons de la paroi postérieure du canal et non du canal tout entier, car c'est toujours et dans toutes nos observations cette dernière seule qui est détruite, nous tenons à le dire dès maintenant pour éviter toute confusion. Comment se fait-il que ce soit tantôt la vessie et tantôt, mais plus rarement, l'urèthre qui soit comprimé? L'explication la plus simple de ce fait est la suivante: Quand la vessie est vide et que la tête fœtale tend à sortir de l'excavation, elle refoule devant elle la vessie. C'est le bas-fond du réservoir qui se trouve placé entre la symphyse et la tête, et c'est lui qui est soumis à la compression. Mais, si la vessie contient de l'urine, elle aura de la tendance à monter dans l'abdomen. Cette ascension sera encore favorisée par la descente de la tête fœtale. L'urèthre solidement fixé derrière la symphyse et sur le ligament uro-génital ne pourra s'échapper, il viendra s'aplatir sur la symphyse contre laquelle la tête du fœtus l'écrasera.

Un autre mécanisme peut détruire l'urèthre pendant l'accouchement; nous voulons parler de l'application du forceps et du crochet. Le forceps peut agir en augmentant encore la pression exercée sur le canal déjà en danger par suite de l'étroitesse du passage, mais il peut avoir une tout autre action.

Si pendant l'extraction le forceps vient à tourner et à

prendre une position oblique qui se rapproche de celle dans laquelle une des branches se trouve en avant du sacrum, l'autre derrière la symphyse, on comprend très bien que l'urèthre vienne faire hernie dans la portion évidée de la cuiller. Celle-ci pourra, en frottant contre la symphyse, arracher, soit par un mouvement en avant, soit par un mouvement latéral, la paroi postérieure du canal. Le septum uréthro-vaginal n'est pas détaché complètement, mais il reste adhérent par un pédicule assez ténu au méat urinaire. Tel a dû être le mécanisme par lequel s'est produite la lésion que réparèrent Houzel et Pozzi et dont nous parlerons plus tard. Deux ans après l'accouchement, le lambeau existait encore, rattaché par un pédicule étroit au méat, et mesurant quatre centimètres de diamètre.

Inutile d'insister sur la façon dont un crochet peut produire ces lésions, l'explication en est par trop facile.

Nous n'en avons pas fini avec les traumatismes dont on peut accuser l'accouchement. Il nous reste à parler d'une forme de lésion sur la pathogénie de laquelle les auteurs sont loin de s'entendre.

Il résulte quelquefois d'un travail qui n'a pas été très pénible, et qui n'a nécessité aucune intervention par les fers, une incontinence absolue. Si l'on examine les parties génitales de la malade, on trouve la paroi inférieure de l'urèthre détachée complètement d'avec la paroi supérieure comme par un couteau à deux tranchants introduit à plat dans le méat. Le septum uréthro-vaginal est transformé en un lambeau flottant adhérent par une large base au pourtour de l'orifice vésical.

Quel peut bien être le mode de production d'une aussi

curieuse lésion? Werth [1] en donne l'explication suivante qui nous paraît au moins très ingénieuse : L'urèthre est intimement adhérent à la paroi vaginale sous-jacente; il n'en est pas de même pour la vessie qui n'est réunie au vagin que par un tissu conjonctif peu serré [2], rendu plus lâche encore par l'infiltration séreuse que subissent ces tissus au moment de l'accouchement. Quand la tête arrive dans le vagin, elle pousse en avant la paroi supérieure de ce dernier, paroi supérieure qui glisse sur la vessie sans l'entraîner. Mais arrivée au niveau de l'urèthre, ce glissement ne peut plus se faire, et si la tête continue à être propulsée en avant, il en résultera une séparation (*Abstreifen*) de la paroi uréthro-vaginale inférieure d'avec la paroi supérieure du canal. Cette explication paraît surtout plausible quand, par suite d'une certaine réplétion, la vessie est quelque peu haut placée dans l'abdomen.

Quoi qu'il en soit, ce mécanisme n'est pas admis par Freund, qui, dans la thèse d'un de ses élèves [3], repousse la théorie de Werth et prétend que cette forme spéciale de détachement du septum uréthro-vaginal ne peut être attribuée qu'à un cathétérisme brutal, ou à une introduction maladroite du doigt ou du spéculum. Ce traumatisme

---

1. Werth. — *Archiv. f. Geburt und Gynækologie,* p. 118. 1880. Bd XVI.

2. Ceci est contraire à l'opinion de M. Tillaux. *Anatomie topog.* (5e édition). « Bien que l'on puisse *à la rigueur*, à l'aide de la dissection, dédoubler la cloison vésico-vaginale, cependant l'adhérence du vagin à la vessie est tellement intime... » (p. 868), et un peu plus loin (p. 870) : « Le tissu cellulaire interposé entre les deux parois vésicale et vaginale est très dense... » Néanmoins l'assertion de Werth semble être la plus vraie. Tout le monde sait combien il est aisé, dans la colporaphie antérieure, de détacher le lambeau vaginal après l'avoir circonscrit par des incisions. « On n'a qu'à tirer fortement en bas pour arracher le lambeau avec la même facilité que les cuisinières enlèvent une peau de lapin. » (Chaput, *Semaine médicale*. 1890, p. 338.)

3. Rudoloff. — *Ueber Spaltung der hinteren Urethral-Wand.* — Inaug.-Dissertation. Strassburg. 1881.

seul ne serait pas capable d'amener des dégâts aussi considérables, mais toutes les malades chez lesquelles on les observe sont syphilitiques; le tissu qui borde des deux côtés l'urèthre est infiltré, friable par suite de localisations spécifiques récentes, et dans ces conditions la déchirure est possible sinon facile. L'auteur rapporte un certain nombre d'observations, dont deux viennent de la clinique du professeur Freund, où cette lésion n'aurait pas eu d'autre origine. Nous reproduisons plus loin ces observations. Schrœder, cité par Rudeloff, prétend également que chaque fois que la paroi inférieure de l'urèthre s'est détachée presque spontanément, il s'agit de syphilis comme cause prédisposante.

Sans repousser l'explication donnée par Werth, nous croyons pouvoir admettre celle de Freund, en faisant remarquer que les deux combinées pourraient bien être l'expression de la réalité.

Une dernière cause de destruction de l'urèthre à l'occasion d'un accouchement, cause qui, nous aimons à le croire, doit être excessivement rare, a été signalée par de Sayre[1].

Il s'agissait d'une femme qui accoucha en Allemagne; l'hymen avait persisté jusqu'à l'accouchement, mais l'urèthre était énormément dilaté pour une raison qu'il est facile de deviner.

Pendant le travail, la tête de l'enfant coiffée de la paroi postérieure de la vessie retournée en doigt de gant, vint buter contre le septum uréthro-vaginal tendu comme une bride à travers le vagin. Le médecin qui assistait

1. Sayre. — *Archives de tocologie*. Juin 1881.

cette femme prit l'urèthre pour le vagin, le septum uréthro-vaginal pour une bride, et les sectionna de manière à laisser passer la tête du fœtus. Il en résulta, comme bien l'on pense, une incontinence absolue; la paroi postérieure de l'urèthre, ainsi que le col de la vessie, avaient été fendus d'un bout à l'autre.

Destructions inflammatoires et néoplasiques.

Des processus inflammatoires, prenant naissance sur la muqueuse vaginale qui tapisse l'urèthre peuvent amener la disparition complète de la cloison uréthro-vaginale. Il ne semble pas que des ulcérations tuberculeuses de pareille étendue aient été signalées, la syphilis au contraire est souvent incriminée.

Morgan, cité par Rudeloff, vit une ulcération spécifique détruire toute la paroi inférieure de l'urèthre, depuis le méat jusqu'au col vésical, aussi nettement qu'aurait pu le faire un bistouri.

Trois observations semblables sont rapportées par Schmarbeck[1], et Landau[2] a rassemblé cinq cas où des ulcères syphilitiques qu'il croit devoir appeler *ulcus rodens urethræ* étaient en train de faire disparaître complètement le canal, et ne manifestaient aucune tendance à la guérison, malgré un traitement spécifique énergique. Galabin[3] signale des fistules uréthro-vaginales produites

---

1. *Ueber Zerstorungen der weiblichen Harnrohre.* — Inaug.-Dissert. Schmarbeck, Berlin. 1877.
2. Landau. — *Ueber Verschwärungen der weiblichen Harnröhre.* (*Archiv. f. Gyn.* Bd. XXX. 1880.)
3. Galabin. — *American Obstetric journal.* May 1877.

par des accidents vénériens, et Baernsprung vit un chancre syphilitique amener la destruction de l'urèthre tout entier[1].

Schmarbeck[2] cite une observation de destruction diphtéritique de l'urèthre. Le canal n'était pas désorganisé en entier. Il persistait sur une longueur de un demi-centimètre, mais à partir du méat seulement, ce qui pouvait faire considérer la lésion comme totale. Quand la malade fut admise au service du professeur Kovàcs, la diphtérie du vagin n'était pas terminée. Des soins de propreté et des cautérisations au nitrate d'argent amenèrent assez rapidement la guérison. On songea à une opération autoplastique qui fut malheureusement refusée par la malade.

La destruction, au lieu de se faire de l'extérieur vers l'intérieur du canal, peut suivre une marche inverse. Dans ce cas, ce n'est plus la syphilis, mais le plus souvent un calcul qui amène ce résultat. Qu'une pierre, par son poids et l'irritation qu'elle provoque, ulcère et perfore la vessie, la chose semble naturelle; elle le semble moins, quand ce n'est pas le réservoir, mais le canal excréteur qui est détruit par ce mécanisme. L'explication doit être la suivante: quand la malade urine, le calcul est projeté en avant vers l'orifice vésical du canal, le jet devient moins fort et peut même s'arrêter, les efforts de miction qui sont alors nécessaires forcent le calcul à s'engager dans l'urèthre que petit à petit il dilate.

Le canal se laisse dilater jusqu'au niveau du méat qui, on le sait, est sa partie la plus étroite et la plus résistante. Le calcul élit domicile dans l'urèthre, et finalement ulcère

1. Rose. — *Zeitschrift f. Chirurgie.* 1877.
2. *Loc. cit.*, p. 22.

et perfore la paroi uréthro-vaginale. C'est là ce qui a dû se produire chez une petite fille dont l'histoire clinique est rapportée par Cazin[1] : un gros calcul se fraya un passage à travers la cloison uréthro-vaginale en l'ulcérant dans toute sa longueur.

Tel encore a dû être le mécanisme qui amena dans l'urèthre un énorme calcul pesant 100 grammes, chez une malade de Schatz[2]. Ce calcul, formé autour d'une épingle à cheveux, détruisit le canal.

Un chirurgien anglais, Sinclair[3], raconte un fait analogue. Un calcul de 3 pouces de diamètre fut expulsé spontanément, mais non sans déchirer l'urèthre.

Ces observations, dont le nombre est considérable, montrent assez que, même en dehors de l'accouchement, la déchirure totale de l'urèthre chez la femme n'est pas une lésion tout à fait exceptionnelle.

Tumeurs. — Les tumeurs primitives de l'urèthre sont rares, cependant elles existent et on y a signalé des tumeurs relativement bénignes comme l'éléphantiasis, et des tumeurs malignes comme le cancer. Rose[4], de Zurich, opéra une femme atteinte d'éléphantiasis de la vulve s'étendant à l'urèthre qu'il dut enlever en entier. C'est cette même malade dont il essaya de guérir ensuite l'incontinence en fermant le vagin et en créant une fistule recto-vaginale, nous verrons plus loin avec quel résultat.

Thomas[5] publia plusieurs observations de cancer pri-

1. *Archives de tocologie.* 1879.
2. *Demonstration eines Harnröhrensteins von besonderer Grösse — Verh. der deutschen Gesel. f. Gyn.* 1888.
3. Sinclair. — *Vesicale calculus in the female, spontaneously expelled* (*Dublin Journal of med. Sciences*, août 1874).
4. *Plastischer Ersatz der weibl. Harnröhre. — Zeitschrift f. Chirurgie.* 1875.
5. Thomas. — *American Journal of Obstetric.* January 1877.

mitif de l'urèthre chez la femme, et Soullier[1], dans une thèse récente, en rapporte un certain nombre.

Néanmoins, cette localisation primitive du néoplasme est exceptionnelle ; et les cas où il est possible de limiter le mal à la seule destruction de l'urèthre ne peuvent être considérés que comme des curiosités pathologiques.

Pour être complet, nous signalerons les destructions de l'urèthre consécutives à la propagation d'un cancer utérin, propagation inévitable dans les formes anatomiques que Pozzi a appelées *cancers liminaires*. Mais il va sans dire que ces cas-là n'ont qu'un intérêt très secondaire dans la question qui nous occupe. Cependant Mac-Gill[2] a extirpé un de ces néoplasmes par une incision transversale à travers les parois abdominales, et fermé la vessie du côté du vagin, en laissant l'urine s'écouler par la brèche hypogastrique. La malade guérit et portait un appareil pour recueillir l'urine qui suintait par la fistule sus-pubienne.

Destructions traumatiques en dehors de l'accouchement.

En dehors de l'accouchement, le canal de l'urèthre peut être détruit par des traumatismes tels qu'une chute à califourchon, un choc direct sur le périnée, une taille uréthro-vaginale, une extraction forcée de calcul vésical. On a peine à comprendre qu'un organe protégé en avant par la symphyse du pubis, latéralement par l'application des

1. Soullier. — *De l'Épithélioma primitif du méat urinaire chez la femme.* Thèse de Paris. 1889.
2. Communication à la Société de médecine de Londres (*Semaine médicale.* 5. nov. 1890).

cuisses l'une contre l'autre, et en arrière par le coccyx, puisse être lésé par un corps vulnérant au point de disparaître en entier. Néanmoins le fait a été signalé. Hussey[1] cite une observation dans laquelle un coup sur le périnée détermina une déchirure de l'urèthre et une oblitération complète du reste du canal. Il faut supposer, dans ce cas, que le choc a surpris la femme par derrière, les jambes écartées et que l'urèthre a été écrasé entre le corps vulnérant et la symphyse ; une chute à califourchon sur une barre fixe peut produire le même résultat. C'est l'opinion de Lapin qui, parmi les causes capables de détruire l'urèthre en dehors de la période puerpérale, note cette éventualité. Borakowski[2] a vu une femme, en tombant à cheval sur une rampe d'escalier, s'écraser l'urèthre.

Croira-t-on qu'un rapprochement sexuel puisse déchirer le septum uréthro-vaginal, et non seulement léser ce dernier, mais encore le col de la vessie? Bandl[3] en a rapporté un exemple. La lacération du canal et du col vésical ne pouvait être attribuée qu'à l'introduction brutale de la verge dans le méat urinaire. Dans ce cas, il est difficile de ne pas admettre une lésion antérieure, une friabilité prédisposante des tissus, la syphilis peut-être. L'observation cependant n'est pas isolée. Un autre fait de ce genre est relaté dans les *Archives de tocologie*[4]. Par le premier coït, l'urèthre fut déchiré sur une longueur de deux centimètres, ce qui provoqua une hémorrhagie très grave. La cause occasionnelle de cet accident avait été l'occlusion

1. Hussey. — *Destruction of the urethra in a woman in consequence of a blow on the perinæum. — Brit. med. Journal.* 18 janv. 1868.
2. *Centralblatt für Gynækologie.* 1881, nº 14.
3. *Beiträge zum Centralblatt für Gynækologie.* 1881, nº 21, p. 13.
4. *Archives de tocologie.* 1886, p. 883.

complète du vagin par un hymen imperforé qui avait opposé une barrière infranchissable.

La dilatation brusque dans le but d'extraire un calcul peut, elle aussi, déterminer une déchirure de la paroi postérieure de l'urèthre, quand elle est pratiquée sans mesure. Nous n'en voulons d'autre preuve que l'observation qui servit de point de départ à notre travail. Un médecin, pour extraire un calcul dont les diamètres étaient de quatre centimètres et demi dans tous les sens, tenta cette opération par la dilatation forcée. Il déchira non seulement le canal, mais encore le col de la vessie. Disons cependant, pour expliquer l'étendue des lésions, que le calcul s'était formé autour d'une épingle à cheveux dont les pointes dépassaient, circonstance qui avait échappé à l'opérateur.

Dans la taille vésico-vaginale, quand, par suite des dimensions du calcul, on a été obligé de fendre tout ou partie du septum uréthro-vaginal, la suture consécutive et immédiate est en général facile. Cependant il y a des exceptions malheureuses à cette règle. Riedel[1], après une pareille opération, fit plusieurs tentatives pour réparer l'urèthre immédiatement, mais il échoua.

Mutilations religieuses.

Il existe en Russie une secte religieuse, les Skoptes, dont les adhérents se soumettent à des mutilations portant principalement sur les organes génitaux externes. Ces mutilations consistent en excisions des grandes lèvres, du

1. *Wiener med. Wochenschrift*, nos 33 et 34. 1883.

clitoris, des parties qui avoisinent l'entrée du vagin. Les personnes chargées de cet acte, les opérateurs, comme on les appelle, ne sont pas précisément des chirurgiens de mérite, et il arrive qu'au lieu de se borner à retrancher les grandes lèvres et le clitoris, ils laissent s'égarer leur scalpel du côté des organes urinaires. C'est ce qui eut lieu chez une malade dont parle Lapin[1]. L'opérateur, n'ayant pas voulu faire les choses à demi, avait essayé d'exciser circulairement tout le pourtour de l'entrée du vagin, petites lèvres, clitoris et avec eux l'urèthre dont la paroi inférieure fut détachée. Toutes ces conclusions, Lapin y arriva par l'examen des parties et l'exclusion de tout autre traumatisme pouvant expliquer ces lésions. Car la malade n'avoua à aucun moment appartenir à la secte des Skoptes, elle prétendit bien plus être elle-même l'auteur de ces mutilations; elle les aurait produites avec des ciseaux. Mais, comme le fait observer Lapin, il en est toujours ainsi; ces personnes veulent échapper par leurs dénégations aux poursuites judiciaires ordonnées par la loi contre leur secte. Il était bien prouvé, néanmoins, qu'elle était de la religion des Skoptes, car elle portait en avant des mamelons ces petites cicatrices en forme de croix que Pellikan[2] a relevées dans tous les cas observés par lui et qu'il regarde comme caractéristiques. D'autre part, elle présentait sur le dos d'autres cicatrices rectilignes analogues à celles que produisent des coups de fouet; or, on sait que les Skoptes se mortifient réciproquement de cette façon.

---

1. Lapin. — *Verletzungen der æusseren Geschlechtsorgane des Weibes bei Skopten.* — *Archiv f. Gyn.* Bd. XVII. 1881.

2. Pellikan. — *Gerichtlich medicinische Untersuchungen über das Skoptenthum.* 1875.

Nous avons cité cette observation, malgré son caractère absolument exceptionnel, nous avons pensé que sa rareté même lui donnait un certain intérêt.

Absence congénitale.

Pour rendre complète cette énumération des causes de la disparition de la cloison uréthro-vaginale, nous devons dire un mot de l'hypospadie, c'est-à-dire de la destruction intra-utérine, ou plus exactement de l'absence congénitale de la paroi inférieure de l'urèthre.

Cette lésion n'est pas exceptionnelle, et la littérature renferme en abondance des exemples de cette forme d'arrêt de développement. Le plus souvent, il est accompagné d'un état rudimentaire de l'utérus, de la bifidité du clitoris, mais nous ne nous arrêterons pas à ces faits; ce qui nous intéresse, c'est l'absence du canal uréthral. Cette absence a des symptômes et un aspect extérieur tout à fait identiques à ceux que donne une destruction traumatique.

Les indications thérapeutiques sont d'ailleurs les mêmes, et dans plusieurs de nos observations cette thérapeutique est précisément empruntée au traitement de l'hypospadie. Tels sont les cas d'Emmet, de Lücke, de Polaillon, sur lesquels nous reviendrons en parlant du traitement.

TRAITEMENT DE LA DESTRUCTION TOTALE DE L'URÈTHRE

CHEZ LA FEMME

Anatomie et physiologie du canal.

Avant d'aborder l'étude de la réparation de l'urèthre, il nous semble indispensable de donner un aperçu rapide de l'anatomie et de la physiologie de ce canal. Nous ne rappellerons que les faits qui nous ont semblé utiles pour faire comprendre la restauration du canal et la possibilité de la continence après une opération autoplastique.

L'urèthre dont la forme serait, d'après Winkel[1], celle d'un S romain, peut être considéré, pour les besoins de la chirurgie, comme un canal rectiligne incliné de bas en haut et d'avant en arrière.

Son extrémité antérieure est à 7 centimètres au-dessous de l'arcade du pubis et un peu en avant de cette dernière ; son extrémité vésicale est située à 1 centimètre et demi en arrière du milieu de la symphyse. Il est solidement fixé dans cette position par le diaphragme uro-génital.

La longueur du canal est de 2 centimètres et demi à quatre centimètres. Les deux petites lèvres, en se réunis-

---

1. Winkel. — *Krankheiten der weiblichen Harnröhre* (in *Handbuch der Frauenkrankheiten*). 1880.

sant au niveau du clitoris, forment un angle dans l'aire duquel, à un centimètre environ de son sommet, on voit le méat urinaire.

On conçoit qu'une petite lèvre, détachée de sa base d'implantation et adhérente seulement au clitoris, puisse être placée transversalement sur l'urèthre ; c'est là un procédé de restauration du canal que nous aurons à exposer.

L'épaisseur des parois est variable, elle est de 6 millimètres à 1 centimètre et demi. Les parois sont composées d'une muqueuse et d'une couche musculaire qui seule a de l'intérêt pour nous.

En mesurant, dans une dizaine de cas, l'épaisseur de la paroi supérieure du canal, en considérant comme telle tous les tissus qui s'étendent entre la lumière de l'urèthre et le tissu cellulaire lâche que recouvre le péritoine, nous avons trouvé que cette épaisseur était de 2 et 3 centimètres en moyenne.

En enfonçant dans l'épaisseur de cette paroi supérieure et parallèlement à la direction du canal un bistouri étroit, on peut créer un trajet fistuleux qui conduit dans la vessie. Nous verrons que cette circonstance a été mise à profit pour créer un conduit artificiel à l'urine. Il est nécessaire, dans ces cas, de ne pas s'éloigner de la gouttière uréthrale à plus d'un centimètre, afin de ne pas s'exposer à pénétrer dans le tissu cellulaire sous-péritonéal, et même à léser le péritoine. En restant exactement sur la ligne médiane, on ne s'expose pas à blesser les plexus veineux de Santorini, d'ailleurs très peu développés chez la femme.

Les parois musculaires de l'urèthre se composent d'une couche de fibres lisses longitudinales et circulaires, continuation directe de celle du col vésical, c'est le sphincter *uréthro-vésical organique*. En dehors de ce sphincter s'en trouve un second composé également de fibres transversales et longitudinales qui s'étendent jusque dans la vessie; ces fibres sont striées et forment le sphincter uréthro-vésical externe volontaire [1]. Ce dernier, véritable fermeture de renfort, entre en jeu lorsque le sphincter organique est sur le point d'être forcé, peut-être même pourrait-il à lui seul s'opposer, d'une façon efficace et constante, à l'écoulement de l'urine.

Outre ces muscles dont nous venons de parler et qui sont propres à l'urèthre, il existerait, suivant Luschka, dans la paroi vaginale, un muscle strié, large de 4 à 7 millimètres, qui entoure en forme d'anneau la partie tout antérieure du vagin et de l'urèthre. En se contractant il pourrait agir comme sphincter uro-génital.

Ce muscle ne serait pas une bandelette continue, suivant Leutschensky [2], mais se composerait de trois faisceaux, le premier à l'entrée du vestibule, le second, plus profond, serait la continuation du muscle transverse du périnée; il part du raphé médian, longe les parois latérales du vagin et va former des anses musculaires au-dessus de l'urèthre. Le troisième faisceau enfin s'insère au-dessus du clitoris, sur les branches descendantes du pubis, et forme des anses de fibres striées dans les parois du vagin.

La présence de ces muscles dans la paroi vaginale donne une apparence de raison aux chirurgiens qui se sont

---

1. Henle. — *Handbuch der systematischen Anatomie des Menschen*. 1875. Bd. II, p. 353.

2. B. Leutschensky. — *Musculärer Verschluss der weiblichen äusseren Genitalien* (*Centralblatt f. Chirurgie*, n° 28, 1874).

servis de lambeaux pris sur le vagin pour restaurer l'urèthre, et qui ont obtenu de cette façon la guérison de l'incontinence de leur malade. Les fibres musculaires se seraient adaptées à leur nouvelle fonction, se seraient sphinctérialisées. Toute séduisante qu'elle est, cette explication ne peut être admise que sous bénéfice d'inventaire; nous aurons d'ailleurs à y revenir.

Physiologie.

Qu'il nous suffise de savoir que lorsque la vessie est distendue par une certaine quantité d'urine, le besoin se fait sentir. C'est alors que volontairement la tonicité du sphincter est diminuée et l'urine s'écoule, chassée soit par les contractions du muscle vésical, soit seulement par les contractions des muscles de l'abdomen, comme le veut Schatz [1]. La tonicité sphinctérielle est moindre pendant le sommeil que pendant la veille; le froid l'augmente, une émotion violente peut la faire disparaître [2].

On a beaucoup discuté pour savoir si le rôle de sphincter était joué exclusivement par les fibres circulaires qui bordent le col de la vessie, ou également par celles qui entourent le canal de l'urèthre. D'après M. Richet [3], si le sphincter vésical est détruit, l'urèthre est capable, dans une certaine mesure, de maintenir les urines, la portion d'urèthre qui reste se sphinctérise. Cette opinion est partagée par Simon, par Barkow. M. Verneuil,

1. Schatz. — *Zeitschrift für Chirurgie.* Mars 1886, p. 127.
2. Hermann. — *Handbuch der Physiologie,* p. 156. Berlin, 1886.
3. Voir thèse Ledouble, p. 54. Paris, 1876.

au contraire, croit que le sphincter est absolument nécessaire à la rétention de l'urine. Nous croyons qu'il est possible de se faire une idée exacte de la question en jetant un coup d'œil sur la structure anatomique du sphincter vésical. Ce sphincter est improprement nommé vésical, c'est uréthro-vésical qu'il faudrait dire. En effet, il existe depuis le col jusqu'à 1 centimètre du méat une couche ininterrompue de fibres lisses circulaires; sans ligne de démarcation, le sphincter vésical se continue avec le sphincter uréthral. Rien d'étonnant, dès lors, à ce que et le col et l'urèthre contribuent, chacun pour sa part, à fermer la vessie. Ils peuvent même se remplacer l'un l'autre et fonctionner isolément. Jobert de Lamballe [1], dans son *Traité de chirurgie plastique*, s'exprime ainsi :

« J'ai déjà dit ce que je pensais de l'absence de l'urèthre chez la femme, et je répète ici qu'il suffit du col vésical pour remplir les fonctions de l'urèthre lui-même. » D'autre part, si le col est détruit et l'urèthre respecté, ne fût-ce que dans sa moitié antérieure, l'urèthre se chargera seul de jouer le rôle de sphincter quand on aura fermé par autoplastie la solution de continuité.

Cette opinion est défendue par Richet, par Winkel et par la plupart des auteurs allemands.

Cependant, dans le plus grand nombre de cas, les lésions ne sont pas ainsi dissociées, l'appareil sphinctériel uréthro-vésical forme un tout inséparable, et quand nous parlons de destruction totale de l'urèthre, l'incontinence accompagne toujours cette lésion, et le col également a perdu ses fonctions.

---

1. *Traité de chirurgie plastique*. Paris, 1849, p. 262.

Symptômes de la destruction de l'urèthre.

Si nous écrivons ce chapitre sur les symptômes de la destruction de l'urèthre, ce n'est pas pour retracer le tableau de l'état lamentable des femmes atteintes de cette infirmité. Ce tableau est le même que celui qui se trouve dans tous les ouvrages qui ont trait aux fistules vésico-vaginales. Nous ne nous étendrons pas sur l'incontinence d'urine et toutes ses conséquences : l'intertrigo, les ulcérations, l'odeur nauséabonde. Le professeur Pajot [1], dans ses cours à la Faculté de Paris, dit qu'une femme atteinte d'une semblable infirmité est morte socialement, si l'art n'intervient pas; et Dieffenbach [2], plus tragique, dit que ces malheureuses endurent toutes ces souffrances sans avoir la triste consolation d'espérer qu'une mort prochaine les délivrera de tant de maux. Notre but est uniquement de décrire l'aspect sous lequel se présentent les restes de l'urèthre et le col de la vessie quand on écarte les petites lèvres et qu'on introduit le spéculum.

Pour bien apercevoir ces lésions, on peut placer la femme dans la position dorso-sacrée, ou même dans la position génu-pectorale, si cette dernière n'était pas aussi pénible pour la malade. Avec un spéculum univalve de Sims ou de Herrgott on déprime la commissure antérieure du périnée et on voit les organes urinaires externes dans l'état suivant. La description que nous allons donner n'est pas celle d'un seul cas, mais de tous les cas de des-

1. Cité par Ledouble. — *Du Kleisis génital.* Thèse de Paris, 1876.
2. Dieffenbach. — *Operative Chirurgie,* 1844, tome I.

truction de l'urèthre. Nous avons été frappé de la similitude des lésions, que ces dernières soient dues à des accouchements prolongés ou terminés avec les fers, à des destructions inflammatoires ou à des ulcérations par expulsion spontanée de calculs, ou par extraction forcée, ou qu'elles soient celles de l'hypospadie; toujours nous avons trouvé décrit dans les auteurs et vu réalisé dans notre observation personnelle le même aspect.

Sous la symphyse, à l'endroit où l'on devrait rencontrer le méat urinaire, on aperçoit une petite échancrure bordée des deux côtés par un petit tubercule charnu du volume d'une tête d'épingle ou d'un pois. En plaçant la pulpe de l'index dans l'échancrure et en le glissant en arrière et en haut, on sent qu'une gouttière la continue; cette gouttière va en s'élargissant à mesure que le doigt s'enfonce profondément, et finalement l'index arrive dans un orifice de dimension variable, après avoir refoulé un corps mou qui y faisait saillie. Des deux côtés de la gouttière, et partant des petits tubercules qui bordent le méat, s'étendent deux saillies longitudinales plus ou moins élevées, qui divergent d'avant en arrière, pour venir se terminer sur les côtés de l'orifice vésical.

Le corps mou que le doigt a senti dans l'orifice est gros comme une noix ou un petit œuf, sa couleur est rouge sombre et tranche nettement sur les tissus environnants, plus pâles : c'est la muqueuse vésicale herniée. Entre elle et les bords de l'orifice vésical, l'urine suinte goutte par goutte et d'une façon ininterrompue.

Le fond de la gouttière est en général rosé, elle représente la paroi supérieure de l'urèthre. Le fond rosé en est la muqueuse interne; par places elle peut être coupée par une strie blanche cicatricielle. Les saillies longitudinales représentent ce qui reste des parois latérales ; d'elles partent souvent dans tous les sens des bandes cicatricielles, elles sont dures au toucher et saillantes.

Les bords de l'orifice vésical sont lisses et tranchants ; ou bien ils portent à leur partie inférieure un lambeau charnu formé par la paroi inférieure du canal urinaire. Ceci se présente dans les cas assez nombreux où, à la suite d'un traumatisme, la cloison uréthro-vaginale a été séparée de la paroi supérieure du canal ; nous avons parlé plus haut du mécanisme de cette lésion.

La muqueuse du vagin est quelquefois saine, mais souvent aussi elle présente un parquetage cicatriciel qui peut s'étendre sur la gouttière uréthrale, aplatir les crêtes qui la bordent et leur donner un aspect déchiqueté. Dans les cas graves dont le début est très ancien et a été produit par un traumatisme compliqué d'inflammation de longue durée, les plaques cicatricielles sont adhérentes aux os, à la symphyse, au pubis, et le vagin peut être notablement rétréci.

Opérations destinées à restaurer l'urèthre chez la femme.

Un grand nombre de procédés opératoires ont été imaginés pour restaurer le canal uréthral. Nous allons les passer successivement en revue en reproduisant textuellement, autant que faire se pourra, les mémoires originaux des chirurgiens qui les ont inventés, ainsi que l'observation clinique des malades sur lesquelles ils ont essayé leur méthode. Mais avant d'entreprendre cette étude, il s'agit de préciser la nature du problème que ces opérations doivent résoudre.

Au chapitre des symptômes, nous avons exposé sous quel aspect se présentaient les lésions : la paroi inférieure de l'urèthre seule a disparu, et avec elle la demi-circonférence inférieure des fibres sphinctérielles qu'elle renferme. Leur demi-circonférence supérieure persiste, plus ou moins altérée quelquefois, mais jamais elle n'est détruite. Le problème peut donc se résumer ainsi : *Remplacer ou restaurer la paroi inférieure de l'urèthre de manière à reconstituer un canal clos, musculaire, capable de retenir les urines,* ou bien renoncer à cette restauration, se *passer du sphincter uréthro-vésical* et essayer d'obtenir la continence par un autre moyen, en créant, par exemple, une voie artificielle au cours des urines, voie artificielle qui pourra être mise sous le contrôle de la volonté des malades.

C'est assez dire que nous laisserons absolument de côté tous les traitements palliatifs qui ont été préconisés, tels que : pessaire de Dumontpallier ou de Schatz, urinal quelle qu'en soit la structure.

Werth[1] dit, en parlant du traitement palliatif qu'il essaya sur une de ses malades : « Toutes ces tentatives restèrent vaines ; ni récipient en caoutchouc, ni urinal, ni tamponnement intermittent de la fistule, ne donnèrent de résultat appréciable, ce dernier moyen même s'accompagnait chaque fois de réaction fébrile. » Ce tamponnement intermittent consistait dans l'introduction dans le vagin d'un ballon en caoutchouc gonflé d'air, puis appliqué sur

1. Werth. — *Archiv f. Gyn.* Bd. XVI. 1880.

la fistule uréthrale, dans l'espoir de l'obturer directement, ou en la comprimant contre la symphyse.

Reybard[1], longtemps avant Werth, avait fait des essais analogues. Une éponge introduite dans la fistule maintenait appliquée contre les bords de cette dernière une plaque obturatrice, et assurait ainsi une continence temporaire.

Ces moyens donnent des résultats trop imparfaits, ont trop d'inconvénients, et encourent tous le reproche de sacrifier la vie sexuelle de la femme, en barrant l'entrée des voies génitales.

Les différentes opérations que nous aurons à décrire peuvent, malgré leur diversité, se ranger, à notre avis, dans les six catégories suivantes :

A. — Opérations qui restaurent un canal normal.

I. Restaurer la paroi inférieure de l'urèthre avec ses débris ; à cette opération s'attachent les noms de Freund de Schrœder et de Pozzi.

II. Remplacer la paroi inférieure du canal par des lambeaux pris sur le vagin : Lawson Tait, Emmet, Lücke.

III. Remplacer la paroi inférieure par un lambeau vésico-vaginal : Schrœder, Freund, Heydenreich (méthode combinée).

IV. Remplacer cette paroi par les petites lèvres : Fritsch, Polaillon.

1. Reybard. — *Traitement palliatif des fistules vésico-vaginales.* (*Gaz. méd. de Lyon*, n° 11, 1856.)

B. — Opérations dans lesquelles on se passe du sphincter uréthro-vésical sans sacrifier le vagin.

V. Fermer complètement la vessie du côté du vagin et créer une fistule hypogastrique : Rutenberg ; ou une fistule sous-pubienne : Emmet, Baker.

C. — Opérations qui sacrifient le vagin.

VI. Fermer le vagin et établir une fistule recto-vaginale : Jobert de Lamballe, Rose, de Zurich ; ou bien colpocleisis spécial de H. Kidd.

A. — Opérations qui restaurent un canal normal.

I. — RESTAURATION DE LA PAROI INFÉRIEURE AVEC SES DÉBRIS.

Freund, Schrœder, Pozzi.

a) Par avivement et suture des bords de la déchirure.

b) Par remise en place du septum uréthro-vaginal détaché, que ce dernier ait son pédicule au méat (Pozzi) ou au pourtour de l'*orifice vésical* (Freund).

a) *Avivement et suture des bords de la déchirure du canal.*

Quand la paroi inférieure de l'urèthre a été déchirée par un traumatisme rapide, tel que l'expulsion spontanée d'un gros calcul, une extraction forcée, une incision chirurgicale maladroite, ou une taille uréthro-vésicale, il reste sur les parois latérales de la gouttière uréthrale deux bandelettes de tissu assez larges et assez proéminentes ; il est possible dans ces cas d'aviver ces saillies, de les suturer l'une à l'autre, et de reconstituer ainsi le canal *ad integrum*. Ce procédé a été employé un grand nombre de fois, et c'est lui qui donne les résultats morphologiques et fonctionnels les plus parfaits et les plus rapides. Un exemple remarquable en est fourni par une opérée de Schrœder dont l'observation est relatée dans la thèse d'un de ses élèves[1].

OBSERVATION I.

La femme B... fut admise à l'institut gynécologique du professeur Schrœder 6 semaines après avoir été accouchée par le forceps.

État des parties. — A la place de l'urèthre on voit une bande de muqueuse uréthrale normale, s'étendant depuis la partie postérieure de la symphyse jusqu'à un orifice dont s'écoule de l'urine, et qui se laisse assez distendre pour permettre de voir la muqueuse vésicale dont la couleur rouge tranche sur celle de l'urèthre. La largeur de la bande de muqueuse uréthrale est de un demi-centimètre à sa partie externe ; elle s'amincit un peu en s'approchant de la vessie.

Des parois latérales de l'urèthre il reste quelques débris ; la paroi postérieure est complètement absente. Les parties environnantes sont hyperémiées et friables.

Le 27 mai, Schrœder fit l'opération. La malade est chloroformée et placée en position obstétricale. Les cuisses sont fixées par deux assistants qui tiennent, de l'autre main, l'un un spéculum de Sims placé sur la paroi postérieure du vagin, l'autre un écarteur placé sur la partie latérale droite.

Schrœder s'assit devant la malade et aviva avec la pince et le bistouri, des deux côtés de la paroi antérieure de l'urèthre, la mu-

1. Schmarbeck. — *Defekt der hinteren Urethralwand.* — Inaug.-Dissert. Berlin. 1877.

queuse vaginale jusqu'au niveau de l'ouverture de la vessie ; il aviva également la muqueuse vaginale située en arrière de l'orifice vésical, de telle façon que la figure formée par les surfaces avivées était celle d'un fer à cheval dont la branche transversale contournait la partie postérieure de l'orifice vésical.

Puis cinq sutures furent posées, pour mettre en contact les surfaces avivées.

L'aiguille était introduite à droite de l'avivement, retirée à la limite de l'avivement et de la muqueuse uréthrale, puis enfoncée de l'autre côté entre la muqueuse uréthrale et l'avivement, et retirée au delà de ce dernier.

Quand ces fils furent bien serrés, on introduisit une fine sonde dans ce nouveau canal pour s'assurer qu'il était bien perméable.

La muqueuse du nouvel urèthre était uniquement composée des restes de celle de l'ancien canal.

La malade retint ses urines dans la position couchée dès les premiers jours ; il suffit de la sonder 3 fois par jour avec une petite sonde qui passait facilement.

Le 1er juin, la malade, en se levant, urine toute seule.

Le 2 juin, c'est-à-dire 6 jours après l'opération, les sutures sont enlevées.

Jusqu'au septième jour, la malade ne gardait que difficilement ses urines dans la station debout ; ce jour-là les règles survinrent et avec elles une incontinence relative dans la station debout ; relative, car à certains moments la malade urinait spontanément dans le bassin. Pour remédier à cet inconvénient, on appliqua des douches froides contre l'urèthre. Petit à petit une plus grande quantité d'urine était retenue ; l'incontinence disparut complètement et le 23 juin 1888, 4 semaines après l'opération, la malade, complètement guérie, quittait l'hôpital.

Ce brillant succès obtenu en une seule séance par une opération dont l'exécution semble être de la plus grande simplicité est une exception heureuse. Le plus souvent le chirurgien a été obligé d'intervenir à plusieurs reprises pour compléter le succès partiel obtenu par une première intervention, une partie des sutures ayant manqué pour des raisons que nous chercherons à élucider plus loin.

Citons, à cet égard, une observation due à de Sayre [1] où l'auteur parvint, après trois opérations successives, à reconstituer l'urèthre et à obtenir une *continence* [2] parfaite. Le sphincter uréthro-vésical reprit son fonctionnement normal après une période d'inactivité de onze années.

OBSERVATION II.

Mme S... avait accouché 11 ans auparavant en Allemagne, et depuis perdait continuellement ses urines.

Le 28 juin je me rends à Nogent-sur-Marne. La malade est placée de telle façon que le ventre repose sur le lit mis en travers, les genoux sur les genoux de deux aides placés de chaque côté. Dans le cas présent, cette position m'a paru préférable à la situation sur le côté préconisée par Sims et à la situation dorso-sacrée mise en honneur par d'autres opérateurs.

Les parties furent mises en pleine lumière par le spéculum univalve de Sims et voici l'aspect qu'elles nous présentèrent. La fistule vésicale a la forme ovalaire à grand diamètre antéro-postérieur ; l'une des extrémités, celle qui affleure le col utérin, forme un angle assez aigu, l'autre, celle qui répond à l'orifice de l'urèthre, est au contraire largement arrondie. Les parties latérales de cet orifice sont écartées l'une de l'autre par un espace d'environ 2 centimètres. La muqueuse vésicale de la paroi antérieure de la vessie, sans faire hernie à travers la fistule, est néanmoins assez exactement appliquée sur toute la solution de continuité pour qu'il soit très facile, grâce à la différence de coloration, de distinguer nettement les bords de la fistule. En effet, la muqueuse vésicale nous apparaît dans l'aire fistuleuse d'un rouge groseille très accentué.

1. *Archives de tocologie.* Juin 1879.

2. *N. B.* — Nous avons employé le mot « continence » et son adjectif « continent » dans le sens de « qui garde ses urines » ; cette licence nous a évité bien des périphrases.

La place occupée autrefois par l'urèthre se présente au contraire sous la forme d'une surface lisse d'une coloration pâle comparativement aux parties avoisinantes, cette surface est limitée par deux renflements de 2 millimètres d'épaisseur qui règnent de chaque côté et se terminent en haut sur les bords de l'ouverture vésicale avec lesquels ils se confondent, et en bas, chacun par un renflement du volume d'un pois qui appliqués l'un contre l'autre simulaient l'ouverture du méat urinaire. En un mot, la paroi supérieure du canal de l'urèthre a persisté et forme un véritable sillon placé entre deux légères saillies en forme de colonnes limitant ce sillon dans toute sa longueur et qui représente les vestiges de la paroi postérieure ou paroi vaginale du canal uréthral. Sur la surface lisse qui constituait le fond de ce sillon on apercevait de nombreux petits orifices placés en lignes longitudinales à gauche et à droite, et qui tranchaient nettement par leur coloration rouge sur la surface pâle du canal. La partie répondant au sphincter vésical ne m'a paru rien présenter de particulier.

L'opération par elle-même fut des plus simples, mais d'assez longue durée à cause de l'étendue des surfaces d'avivement à pratiquer et d'une hémorrhagie en nappe qui, dès le début, vint considérablement me gêner. J'avais résolu de procéder à l'avivement en deux temps, d'abord sur les bords de la partie postérieure de l'urèthre placés de chaque côté du sillon que j'ai indiqué plus haut, puis sur les bords de la fistule vésicale. Je suivis ce programme et j'obtins ainsi une longue ligne d'avivement de chaque côté sur un centimètre un quart à un centimètre et demi d'épaisseur. Après avoir lavé à grande eau et m'être assuré que cette longue surface cruentée ne présentait aucune lacune, j'appliquai 9 points de suture avec le fil d'argent. Le plus profond de ces points était situé au-dessus de la lèvre antérieure du col utérin. Le dernier point de suture était placé sur les 2 renflements inférieurs préalablement avivés et qui devaient reconstituer le méat urinaire.

En établissant les points de suture sur la région uréthrale, j'avais remarqué que je diminuais notablement le calibre du vagin, il se produisait un tiraillement qui m'obligea à prendre un spéculum à plus petite valve.

L'opération avait duré 3 heures; j'établis à demeure une sonde américaine.

Le lendemain j'appris par mon confrère que l'opérée avait eu un peu de fièvre le soir et de l'excitation générale calmée sous l'influence d'une potion opiacée.

Chose remarquable, 3 heures après l'opération elle éprouva, malgré la sonde à demeure, une véritable envie d'uriner, sentiment qu'elle ne connaissait plus depuis 11 ans.

La sonde resta en place 5 jours, elle était constamment chassée par les efforts de la miction. La capacité de la vessie était alors de 300 grammes ; la miction volontaire se renouvelait toutes les 3 heures environ.

Dans les derniers jours, avant l'enlèvement des fils, le Dr Delthil constata qu'il devait rester un trajet fistuleux.

Le 7 juillet je procède à l'enlèvement des fils. La longueur du sillon de réparation s'étend depuis le méat urinaire jusqu'au col utérin mesurant près de 9 centimètres. Après avoir retiré les 9 points de suture, on constate qu'il y a environ une longueur de 6 centimètres et demi réparés sans solution de continuité depuis le col utérin jusques et y compris le sphincter vésical. Cette suture paraît très solide et du reste aucun point n'a cédé jusqu'au 24 juillet.

Le 24 juillet, nouvel avivement des bords de l'urèthre, 5 points de suture sont placés sur une longueur de 2 centimètres et demi. J'essaye de faire garder la sonde américaine qui n'est pas supportée plus de 2 jours. Après avoir tenté inutilement de lui substituer une sonde en gomme, je renonce à toute espèce de sondes.

Les points de suture sont enlevés le 2 août. Le résultat obtenu a été 1 centimètre de réunion parfaite continuant la réparation déjà obtenue, puis une solution de continuité de 5 millimètres environ et une partie réunie formant un pont qui semblait donner un méat normal. En retirant les points de suture il y en eut un qui, après avoir été sectionné, n'a pu être complètement retiré. Il ne fut enlevé que 5 jours après et je vis alors que le pont que je viens de signaler ne persisterait pas, atteint qu'il était d'une ulcération grisâtre qui ne tarderait pas à le détruire.

A cette époque, la malade pouvait déjà contenir ses urines étant couchée, et elle éprouvait dans cette position de véritables envies d'uriner qui lui permettaient de ne plus mouiller son lit et les linges dont elle s'enveloppait encore. Mais étant debout, la contention était très imparfaite et elle ne pouvait guère conserver dans sa vessie plus de la capacité d'un verre à vin de Bordeaux.

Le 27 août, troisième et dernière opération pour restaurer de un centimètre et demi le canal de l'urèthre à sa partie inférieure et pour diminuer le méat urinaire qui, avant la rupture du pont réparé, m'avait semblé trop grand. J'avive largement sur les deux renflements dont j'ai parlé, qui formaient les deux vestiges du méat urinaire, et j'applique 4 points de suture. Cette fois on n'essaye même pas de mettre de sonde. Je pense en effet que la présence de la sonde américaine a été la cause de la solution de continuité qui s'est produite après la première opération.

Les fils sont enlevés le 5 septembre et nous pouvons constater une réunion parfaite. Pour s'assurer qu'il ne reste aucun pertuis, le Dr Delthil fait, le 7 septembre, une injection colorée et ne voit rien revenir par le vagin.

A ce moment, la malade conserve son urine la nuit, elle se lève encore pour uriner une ou deux fois quand l'envie la sollicite, de telle sorte qu'il ne s'écoule plus d'urine dans son lit. Le jet est fort, le liquide est projeté à environ 45 centimètres de la sortie du méat. Le jour elle peut contenir l'urine pendant 2 heures et, si elle prend la précaution d'uriner au bout de cet espace de temps, elle n'est plus aucunement mouillée.

Six ans se sont écoulés. J'ai perdu de vue la malade depuis deux ans; les dernières nouvelles que j'en ai reçues m'annonçaient la continuation de son bon état de santé et une meilleure contention de l'urine dans la journée.

Cette observation est suivie de quelques réflexions dans lesquelles l'auteur accuse la sonde américaine d'avoir produit, par son poids, des tiraillements sur les sutures, et d'être la cause de l'échec partiel de la première opération. Nous ajouterons qu'il eût été indiqué, comme il le remarque lui-même, de ne pas mettre de sonde du tout, et d'autre part aussi de diminuer les tiraillements qui existaient déjà au moment de l'opération, par des incisions libératrices longeant des deux côtés le nouveau canal.

Dans une observation publiée par Lebedeff[1] il s'agissait d'une absence congénitale de la paroi inférieure de l'urèthre. Cette hypospadie n'était que partielle, car la malade resta continente jusqu'au moment de son mariage. Le traumatisme occasionné par les premières approches eut pour effet de déchirer ou au moins de contusionner ce qui restait de la cloison uréthro-vaginale, au point de la mettre hors de service ; la malade devint incontinente. L'opération que lui fit subir Lebedeff n'amena pas immédiatement la guérison, mais un traitement consécutif et longtemps prolongé par les douches froides et l'électrisation de l'appareil sphinctériel amena petit à petit une continence à peu près parfaite. C'est pour cette raison que nous croyons devoir donner le résumé de cette observation ; elle montre qu'il ne faut pas désespérer si la guérison complète ne se montre pas immédiatement après l'opération.

OBSERVATION III.

La femme V. Segovowa fut admise à la clinique du professeur Slawjanski, de Saint-Pétersbourg, en été 1879 ; elle était âgée de 23 ans, mariée, nullipare. L'incontinence dont elle souffrait s'était produite petit à petit, 5 ans après son mariage ; le coït avait toujours été douloureux.

Examen local. — Les grandes et les petites lèvres sont normales ; l'hymen est légèrement déchiré mais cicatrisé. Derrière la symphyse commence une gouttière qui se termine dans la vessie par une ouverture dans laquelle on peut introduire facilement deux doigts. Le bord inférieur de l'orifice vésical est tranchant et légèrement renversé du côté de la vessie.

---

1. Lebedeff. — *Ueber Hypospadie beim Weibe.* (*Archiv f. Gyn.*, Bd. XVI, 1880.)

La gouttière uréthrale présente à ses deux côtés deux saillies longitudinales très marquées.

Nulle part on ne voit trace de cicatrice, la muqueuse des saillies et de la gouttière est normale.

L'appareil sphinctériel existe et n'a été mis hors d'usage que par une distension prolongée; il était naturel de tenter une opération qui mettrait la vessie à l'abri du traumatisme, en créant un canal fermé à la place de la gouttière qui conduit directement dans le réservoir urinaire.

En créant un urèthre, l'auteur ne pensait pas obtenir immédiatement un fonctionnement normal, mais il avait l'intention, après l'opération, de réveiller l'activité du sphincter par des douches froides et par l'électricité, si la chose était nécessaire.

Opération. — La malade fut placée dans la position génu-pectorale ; l'orifice vésical et la partie postérieure de la gouttière uréthrale furent avivés et suturés par 11 fils métalliques. Après 7 jours les fils furent enlevés ; tout avait pris. Une sonde molle avait été placée à demeure. Dès le premier jour après l'enlèvement de la sonde, la malade conservait ses urines, couchée et assise, mais les perdait debout.

On attendit la fin des règles qui s'établirent alors et on sutura la seconde partie de l'urèthre par 7 fils d'argent. Sept jours après on les enleva, les 2 derniers fils avaient coupé les tissus, il fallut donc recommencer quelque temps après ; on plaça 5 sutures qui réussirent. La malade retenait ses urines dans toutes les positions, mais était forcée d'uriner très souvent. Pour la guérir, on prescrivit des injections d'eau froide (+ 14° Réaumur), mais elles occasionnèrent de si violentes douleurs abdominales qu'on dut y renoncer. On essaya alors le courant électrique. Un électrode fut placé sur la symphyse, un autre sur la cicatrice opératoire, le long de laquelle on le promenait. La paroi antérieure du vagin se contractait ; car déjà avec un courant de moyenne intensité on voyait la cicatrice se soulever. La séance durait 10 minutes. Les bienfaits de l'électrisation se font sentir, surtout dans les premières heures après la séance ; la malade retient alors ses urines bien plus longtemps que quelques heures après. La malade a subi 30 séances, et son état s'améliore à vue d'œil.

b) *Remise en place après avivement du septum uréthro-vaginal détaché mais adhérent encore au méat ou à l'orifice vésical.*

Dans ces cas, dont la pathogénie est si intéressante, où la paroi inférieure de l'urèthre a été séparée de la supérieure comme par un couteau à deux tranchants introduit dans le méat, quand le lambeau ainsi détaché pend librement dans le vagin, adhérent seulement au niveau du col vésical, il est naturel qu'on ait songé à aviver ce lambeau et à le remettre en place.

Cette opération a été pratiquée tout d'abord par Freund. L'observation en est publiée dans la thèse d'un de ses élèves[1], thèse que nous avons déjà eu l'occasion de citer en parlant des causes de la lésion qui nous occupe.

OBSERVATION IV.

Louise W..., 23 ans, syphilitique.

Au mois de septembre 1879, la malade commença à être réglée irrégulièrement. Après une absence de règles de quelques mois survinrent des métrorrhagies. Le 8 février 1880, avortement de 6 mois, après un travail d'une heure. Le placenta resta dans l'utérus, et les efforts de la sage-femme pour l'extraire furent sans résultat. Il en résulta de fortes hémorrhagies. Une seconde sage-femme tenta en vain d'extraire le placenta. Le 10 février, la malade fut subitement atteinte d'incontinence et d'hémorrhagies. Deux fois on dut tamponner le vagin pour arrêter les pertes de sang. Le troisième jour seulement après l'accouchement le placenta fut extrait. Si l'on en excepte l'incontinence, la période puerpérale fut normale ; le onzième jour l'accouchée reprit ses occupations.

1. Rudeloff. — *Loc. cit.*

Six jours après, c'est-à-dire le 24 février, la malade se présenta à la polyclinique gynécologique. Elle prétendit que l'incontinence n'avait jamais été totale (?), mais qu'elle était obligée d'uriner toutes les quelques minutes pour ne pas se mouiller.

Examen. — Femme blonde, grasse ; rien d'anormal aux poumons et au cœur; pas d'albumine dans les urines, rupia syphilitique sur les 4 membres.

Organes génitaux externes. — Périnée intact. A la place du méat urinaire, deux petits restes de muqueuse uréthrale, du volume d'une lentille, symétriquement situés. De leur face postérieure part une bande de muqueuse coupée de cicatrices, longue de 3 centimètres à 3 centimètres et demi, qui aboutit à un orifice, perméable pour une sonde en argent, qui conduit directement dans la vessie. Cette bande de muqueuse est rouge, couverte de petits tubercules saillants, et représente la muqueuse de la partie antérieure de l'urèthre. Sa largeur est d'un centimètre et demi en avant, de 2 centimètres en arrière; à ses deux côtés se trouve du tissu de cicatrice. Ces cicatrices s'étendent sur un lambeau épais de muqueuse, situé à la partie postérieure et latérale de la bande de muqueuse uréthrale. Ce lambeau épais représente la paroi postérieure de l'urèthre qui semble avoir été détachée par 2 incisions latérales. La partie postérieure de ce lambeau doit contenir la demi-circonférence inférieure du sphincter vésical. Le lambeau lui-même est bosselé, coupé de cicatrices.

La muqueuse vésicale fait hernie à travers l'orifice de la vessie.

Le col utérin est mou; l'utérus lui-même normalement situé. Sur les deux grandes lèvres on constate de larges condylomes.

La malade fut tout d'abord soumise à un traitement antisyphilitique jusqu'au jour de l'opération qui fut pratiquée le 9 avril.

La patiente est chloroformée, placée en position obstétricale; les jambes soutenues par des aides.

Pour rendre accessible le champ opératoire, les grandes lèvres furent écartées latéralement par des écarteurs à griffes. Un spéculum univalve fut placé sur la paroi postérieure du vagin. Le lambeau qui représente la paroi inférieure de l'urèthre est saisi par une pince de Museux et attiré en avant et en haut de manière à recouvrir la bande qui représente la paroi supérieure de l'urèthre, et à montrer le point où devra porter l'avivement. Les surfaces d'avivement contournent la paroi supérieure de l'urèthre en forme de fer à cheval et permettent d'exciser le tissu de cicatrice qui la borde. Les parties avivées qui entourent l'orifice vésical ont une couleur rouge plus sombre, qui doit être due au tissu musculaire du sphincter.

Cela fait, on avive le bord droit du lambeau inférieur et on le suture au bord droit de la paroi supérieure de l'urèthre. On fait la même chose pour le bord gauche et on constate que, de ce côté-là, la déchirure avait été plus considérable qu'à droite.

Les sutures furent faites avec des fils d'argent. On mit surtout grand soin à suturer la base du lambeau qui contenait le sphincter vésical. La tension des sutures des angles antérieurs du lambeau fut diminuée par des *sutures de détente* (*Entspannungsnähte*).

Le jour de l'opération la malade n'urina que 4 fois en 8 heures, la miction était douloureuse, l'urine sanguinolente. Apyrexie complète pendant toute la durée des suites de l'opération. Après 7 jours on enleva quelques fils et, le 13e jour, les autres. Le lambeau a bien pris; l'orifice uréthral seul est un peu tiré en arrière par le tissu de cicatrice.

Après 3 semaines la patiente retient ses urines dans toutes les positions. Toute trace de syphilis a disparu.

Le 2 mai, la malade peut être renvoyée complètement guérie.

Remarquons que, dans cette observation, une seule opération donna un succès complet et un résultat fonctionnel parfait; nous attribuons une bonne partie de ce résultat au soin que mit le chirurgien à empêcher par des fils de détente placés à distance toute traction sur les sutures, et aussi à ce fait que le lambeau avait une large base qui assurait sa nutrition.

Cette condition essentiellement favorable n'existait pas chez une malade qu'eurent à opérer Houzel et Pozzi[1]. Le lambeau uréthro-vaginal, au lieu d'adhérer par une

1. Houzel et Pozzi. — *Fistule vésico-uréthrale guérie par autoplastie.* (*Gaz. médicale de Paris.* 1888.)

surface étendue au pourtour de l'orifice vésical, n'était nourri que par un pédicule mince relié au méat urinaire. Néanmoins, après deux interventions, un résultat parfait à peu de chose près fut obtenu par ces deux chirurgiens.

OBSERVATION V.

Julie H..., 33 ans, 5 couches dont 2 avec forceps. A sa 4e couche, mai 1884, plusieurs applications de forceps et de crochet. Dès que le médecin eut fini d'extraire le fœtus par lambeaux, il pendait hors de la vulve un morceau de chair long de plus de 10 centimètres que le médecin repoussa dans le vagin. — Suites de couches faciles, mais incontinence complète. — Huit opérations furent tentées ; lorsqu'elle se présenta à moi, je constatai de l'érythème des cuisses ; la malade marche avec peine les jambes écartées. En la mettant dans la position de la taille, on voit une tumeur proéminente entre les grandes lèvres. En les écartant, on s'aperçoit que cette tumeur flasque, aplatie, presque ronde, d'environ 4 centimètres de diamètre, est mobile et n'adhère que par un petit pédicule d'un centimètre de large, inséré en haut à droite de la femme, en dessous du méat urinaire ; il est permis de croire que ce lambeau représente ce qui reste de la cloison vésico-vaginale arrachée par le crochet aigu.

Derrière le méat qui n'est plus représenté que par un mince pont de muqueuse, on tombe à une certaine distance dans un orifice en entonnoir perméable pour le pouce, qui conduit directement dans la vessie. En arrière de cet orifice on sent un raphé cicatriciel, puis un second entonnoir permettant l'introduction de la pulpe de l'index et conduisant également dans la vessie.

Mon plan opératoire était de faire d'abord la fistule postérieure ; puis, dans la même séance, la fistule antérieure par autoplastie, en utilisant pour cela le grand lambeau flottant. En me servant de ce lambeau formé par les débris de l'urèthre et de la cloison vésico-vaginale, j'espérais que les fibres musculaires qu'il pouvait encore renfermer serviraient par leurs contractions, à remplacer jusqu'à un certain point le sphincter absent et aideraient à retenir l'urine dans la vessie ; le résultat a été conforme à mes espérances.

L'opération fut faite le 8 novembre 1886. La malade est chloroformée et placée dans la position de la taille. Le col est saisi avec des pinces de Museux et amené à la vulve par des tractions modérées, et les aides écartant les grandes lèvres et la fourchette, la fistule postérieure fut rendue accessible.

Quand cette fistule fut bouchée, je laissai remonter le col ; j'avivai alors tout le pourtour de l'énorme brèche vésico-uréthro-vaginale en enlevant environ un centimètre de la muqueuse vaginale ; puis continuant mon avivement, je lui fis faire le tour du lambeau en respectant le pédicule que, par crainte du sphacèle, je n'avivai que superficiellement ainsi que le pourtour du méat. — 10 points de sutures profondes au fil d'argent, comprenant toute l'épaisseur de la surface cruentée et un peu de la muqueuse vaginale, mais s'arrêtant immédiatement en arrière de la muqueuse vésicale, et 5 sutures superficielles au catgut remirent le lambeau en place et obturèrent hermétiquement la fistule.

Le vagin remis en place, j'y fis une injection antiseptique. Je m'assurai, avec le doigt graissé de vaseline iodoformée, que tout était bien ; et, au moyen d'une sonde à double courant, je lavai la vessie avec une solution d'acide borique tiède. Pas une goutte ne passa par le vagin qui fut alors bourré de gaze iodoformée ; la sonde sigmoïde de Sims fut installée ; la vulve fut recouverte de gaze iodoformée et d'un imperméable. L'opération avait duré 7 quarts d'heure, le chloroforme compris.

Dans les jours qui suivirent, la sonde se boucha plusieurs fois ; le 11 on fit des lavages boriqués. En retirant et en réintroduisant la sonde matin et soir, au moment où elle traversait le méat, elle frottait sur un fil d'argent; en ce point la suture semble avoir manqué et le poids de la sonde paraît même avoir séparé le débris de méat de ses attaches les plus faibles à gauche. Cela est certainement le résultat du poids de la sonde et de son passage fréquent ; malheureusement il était impossible de l'éviter. Le 16, les tampons sont retirés du vagin, la fistule supérieure a pris ; le lambeau inférieur est adhérent partout, sauf au niveau du méat.

Le 19 la femme est laissée libre sans tampons, sans sonde, avec l'autorisation de se lever un instant. Dans la journée elle a pu retenir ses urines, mais tous les six quarts d'heure environ elle était obligée d'uriner ; si elle tardait trop à obéir à son besoin, elle perdait quelques gouttes par le méat. Quand elle urinait, c'était par un jet projeté en avant avec une certaine force. Les jours suivants elle put garder ses urines plus longtemps, jusque 4 heures ; la nuit elle était éveillée par un besoin d'uriner, et pas une goutte ne s'échappait dans le lit. Debout, dès qu'elle était fatiguée, quelques gouttes tombaient par le méat.

Le 30 décembre, utilisant les débris du méat, je tentai de le remonter un peu en avant et de le rétrécir. Pour cela j'avivai la partie inférieure du vestibule à gauche, la partie antérieure du lambeau lui faisant suite, et en remontant à droite et en haut ce qui restait du pont ayant formé le méat et qui n'était plus adhérent qu'à droite. Cela fait, j'affrontai les surfaces cruentées au moyen de quatre points à suture en soie phéniquée que je choisis grosse afin d'éviter de couper les tissus peu épais et offrant peu de résistance.

Les suites de l'opération furent des plus simples, mais le succès fut incomplet. Les deux points de suture inférieurs reprirent par première intention. Les deux points latéraux manquèrent, de sorte que l'extrémité du méat, au lieu de former un conduit, représente un petit volet fixé à droite et en bas, mais libre en bas et à gauche.

Cette seconde opération, imparfaite comme résultat au point de vue de la forme, a été excellente au point de vue de la fonction. La femme H... a commencé par pouvoir conserver ses urines une partie de la journée et à ne les laisser échapper involontairement que vers le soir, quand elle était fatiguée ; depuis elle a encore gagné. Son mari m'écrivait en date du 15 février : « Elle a été 8 jours sans perdre ses urines ; elle urine plus souvent qu'autrefois ; elle a fait le voyage de Hedin (8 kilom.), elle est revenue toujours sèche quant aux urines (*sic*). »

Depuis il lui arrive encore de perdre quelques gouttes d'urine, surtout à la fin de la journée, quand elle est fatiguée ; mais puisque les fibres musculaires contenues dans le lambeau remis en place ont repris assez de contractilité pour lui permettre de passer 8 jours n'urinant qu'à volonté et sans perdre une goutte dans l'intervalle des mictions, le succès complet est assuré, tant au point de vue de la forme qu'au point de vue de la fonction. Les fibres musculaires ne peuvent que gagner en puissance, et, dans peu, elles arriveront à remplacer le sphincter d'une manière complète et permanente.

Dans les remarques dont ils font suivre leur observation, les deux auteurs mentionnent une opération complémentaire spéciale (*Continenz Operation*) due à Pawlik; ils tentèrent d'en exécuter une partie en cherchant à attirer le méat urinaire et à le fixer sous le clitoris; mais leur tentative échoua. Nous aurons à revenir sur l'opération de Pawlik que nous exposerons en détail.

II. — RESTAURATION DE LA PAROI INFÉRIEURE DU CANAL PAR DES LAMBEAUX PRIS SUR LE VAGIN.

Lawson Tait, Emmet, Lücke.

Pour remplacer la paroi inférieure du canal, quelques chirurgiens ont circonscrit des deux côtés de la gouttière uréthrale deux lambeaux de muqueuse vaginale, les ont disséqués et les ont suturés ensuite par leurs bords libres ramenés au-dessous d'une sonde. Ce nouveau canal était raccordé dans une opération ultérieure ou, séance tenante, avec le col de la vessie.

De nombreux essais ont été tentés dans ce sens, et beaucoup ont réussi. Parmi les cas les plus remarquables nous en citerons deux qui sont empruntés à la pratique de Lawson Tait[1].

OBSERVATION VI.

Mme H... eut un accouchement laborieux à l'âge de 27 ans, en 1862; elle était primipare. Immédiatement après, elle devint in-

1. Lawson Tait. — *Two cases of repair of the female bladder and urethra.* (*Obstetrical Transactions*, Vol. XX; 1878.)

continente ; l'accouchement avait été terminé par les fers. La malade subit plusieurs opérations dont aucune ne réussit ; elle resta incontinente pendant quinze ans. En mars 1877, elle vint dans le service de Lawson Tait qui constata les lésions suivantes : le col de la vessie manquait, de la paroi vésico-vaginale il ne restait qu'une bande de tissu large d'un pouce. L'urèthre est absent, il n'en reste qu'un tout petit bout long d'un quart de pouce près du méat. La paroi supérieure persiste sous forme de gouttière. Les bords de la perte de substance sont irréguliers ; celle-ci est étroite dans la région uréthrale et s'élargit brusquement à l'endroit où devrait être le col.

Le 17 mars, Lawson Tait disséqua des deux côtés de la gouttière uréthrale deux lambeaux qui devaient former la paroi inférieure du nouveau canal. Cette tentative échoua ; mais une nouvelle intervention, le 6 avril, réussit.

Le 16 mai, l'auteur fit une dernière opération pour fermer l'orifice qui séparait le nouvel urèthre de la vessie. Pour cela, des deux côtés de cet orifice il disséqua deux lambeaux cunéiformes épais, adhérents par leur base aux parois latérales et inférieures du vagin, mais libres à leur sommet qui affleure les bords de la fistule. Il réunit par-dessus la fistule les sommets de ces lambeaux, l'un à l'autre; la chose fut facile pour les sommets, mais plus difficile pour leurs bords latéraux et surtout près de leur base. La tension y était très forte.

Pour empêcher l'urine de venir stagner et peser sur la suture, il plaça un tube de drainage dans la vessie ; ce tube était introduit à la base du lambeau autoplastique gauche. Cette précaution n'amena pas le résultat désiré, il persista au point le plus dangereux, au milieu de l'ancienne fistule, une solution de continuité du volume d'un grain d'orge.

Après deux mois d'intervalle laissé pour permettre aux tissus de se consolider, cette fistulette fut fermée par un procédé analogue au précédent, mais exécuté sur une échelle moins large. On plaça encore un drain dans la vessie.

Cette opération réussit parfaitement ; après quinze jours il enleva le drain et les fils, et en quelques jours la malade apprit à conserver et à évacuer à volonté une petite quantité d'urine. Trois semaines après, cette quantité était d'une once, jamais l'urine ne s'écoulait involontairement. En octobre elle conservait plus de sept onces d'urine ; elle ne mouillait plus son lit et ne se levait plus que deux ou trois fois par nuit.

Le 7 février 1878, elle conservait neuf onces d'urine et se trouvait aussi à l'aise qu'avant son accident.

Ce qu'il y a de remarquable dans cette observation, c'est le fait que la malade était restée incontinente pendant quinze ans, et néanmoins les fonctions de la vessie redevinrent normales. Remarquons d'autre part que la plus grande partie des tissus qui reconstituèrent l'urèthre et le col étaient pris sur le vagin, ce qui ne les empêcha pas de fournir un urèthre et une vessie physiologiquement normale.

La seconde observation de Lawson Tait, ainsi qu'un cas emprunté à Pawlik et que nous reproduirons immédiatement, sortent quelque peu du cadre que nous nous sommes tracé. Dans les deux observations, l'urèthre est détruit en totalité, mais ce qui frappe tout d'abord, c'est l'énorme perte de substance éprouvée par la vessie. Ce n'est pas uniquement de la destruction de l'appareil sphinctériel uréthro-vésical qu'il s'agit, mais bien de la perte de la cloison vésico-vaginale presque tout entière. Cependant nous sommes heureux de reproduire ces deux observations, car, par les procédés autoplastiques ordinaires, Lawson Tait et Pawlik sont parvenus à reconstruire et l'urèthre et la vessie, alors que des lésions si étendues ne semblaient justiciables que d'un colpocleisis avec création d'une fistule recto-vaginale, opération barbare qui nous semble devoir être absolument bannie de la chirurgie gynécologique.

OBSERVATION VII.

Sarah H..., 21 ans, entra dans le service de Lawson Tait à l'hôpital des femmes, en avril 1877. Elle raconta avoir accouché au mois de mars; le travail fut long et laborieux, elle resta au lit en proie à la fièvre et au délire jusqu'au 17 avril. Immédiatement après la délivrance, l'incontinence s'établit, l'urine s'écoulait goutte par goutte.

Quand on l'examina le 30 avril, on trouva la vulve enflée, excoriée et incrustée de sels phosphatiques ; il fut impossible de continuer l'exploration sans anesthésie (éther). Le vestibule du vagin n'est plus qu'une masse de tissu cicatriciel dur comme du cartilage; ce tissu s'étend sur la paroi postérieure du vagin jusqu'à une hauteur de deux pouces et empiète sur les parois latérales d'un demi-pouce.

Sur la paroi antérieure, il ne restait de l'urèthre que l'extrémité tout externe sur une étendue de 3/8 de pouce, et l'on voyait s'étendant d'un côté du vagin à l'autre, transversalement, une forte bride cicatricielle, derrière laquelle se trouve l'orifice du col utérin; en avant de cette bride, la muqueuse vésicale fait hernie et l'on distingue sur elle les ouvertures des deux uretères. Le bord antérieur de la muqueuse herniée est intimement adhérent au bord postérieur de la symphyse. Ce cas semblait désespéré, cependant l'auteur crut être autorisé à tenter quelque chose, et voici quel fut son plan. D'abord tailler dans le tissu cicatriciel de la paroi supérieure du vagin deux petits lambeaux pouvant servir à faire un canal; puis attirer fortement par en bas l'utérus, qui servirait de paroi inférieure à la vessie, enfin plier sur elle-même la paroi supérieure de la vessie, et en suturant ses bords d'une part avec eux-mêmes, d'autre part avec le canal précédemment créé, ainsi qu'avec l'utérus abaissé, reconstituer une vessie.

Le 15 mai, il tenta la première partie de son opération, tailla deux lambeaux vaginaux pour refaire un canal, mais il échoua.

Le 18 juillet, il recommença cette tentative, mais sur une plus large échelle; il fit deux incisions longitudinales partant de la paroi postérieure de la symphyse et distantes l'une de l'autre de un pouce et demi, et un peu plus longues qu'un pouce, et les réunit en avant et en arrière par deux incisions transversales. Avec la rugine qui sert dans les staphyloraphies il décolla de derrière la symphyse et des pubis tout ce qu'il put décoller de tissus pour créer un lambeau d'une certaine épaisseur, libre des deux côtés, mais adhérent par son milieu. Il sutura les bords longitudinaux de ce lambeau avec des fils d'argent très fins et obtint ainsi un canal ; il ne regarda plus les parties avant le 19 septembre. L'opération avait réussi, il existait un canal long de 3/4 de pouce et largement perméable pour une sonde n° 6. Il enleva les fils et attendit quelques jours avant d'exécuter la seconde partie de son programme.

Tout d'abord il aviva la bande cicatricielle en forme de croissant qui allait d'un côté du vagin à l'autre en formant les limites antérieures de la paroi supérieure de la vessie. Puis il fit des deux côtés de la masse cicatricielle, dans laquelle l'utérus était inclus, des débridements latéraux jusqu'au moment où il put amener les tissus et la matrice en contact avec l'avivement de la paroi supérieure de la vessie. L'hémorrhagie assez sérieuse qui se produisit fut aisément arrêtée par le tamponnement. Cette partie de l'opération, qu'il craignait le plus, fut en définitive assez facile.

Enfin il se mit en mesure de suturer les bords avivés de la perte de substance, en laissant cependant une ouverture au niveau d'un des angles du lambeau carré que formait l'utérus et les tissus environnants, afin de donner libre cours à l'urine.

Le 11 octobre, on constata que toute l'opération avait réussi. A travers le nouvel urèthre, on arrivait dans une cavité vésicale. Il ne restait plus qu'à fermer la fistule laissée ouverte provisoirement, ce qui fut fait le 17 novembre. Une sonde à demeure fut placée pendant les premières vingt-quatre heures. Quand on l'enleva, toute l'urine s'écoulait par le nouvel urèthre.

La malade quitta l'hôpital le 28 novembre et, à cette époque, l'incontinence persistait, de sorte que je pouvais craindre que toutes mes opérations étaient peine perdue. J'espérais cependant que, petit à petit, dans le bas-fond cicatriciel que j'avais créé, l'urine pourrait s'accumuler pendant un temps limité, et ainsi donner une continence relative.

Elle rentra à l'hôpital le 1er janvier ; la vessie pouvait retenir une petite quantité d'urine, mais il existait une petite fistule au niveau d'un des fils, à travers laquelle le liquide suintait. En enlevant ce fil, la fistule se ferma. Quelques jours après la malade commença à avoir un certain contrôle sur sa miction. Ce qui le démontra tout d'abord, ce fut l'envie d'uriner qui la prenait de temps à autre quand une petite quantité de liquide s'était accumulée dans sa vessie ; cela se renouvelait toutes les heures environ ; entre temps la malade était absolument continente. Petit à petit la quantité d'urine retenue augmentait et la malade ne l'évacuait plus que toutes les heures ou toutes les trois heures. Elle ne mouillait plus son lit, mais avait le temps de se lever et d'uriner ; le besoin qui se faisait sentir la réveillait.

La malade se trouvait heureuse et me dit qu'elle renaissait à la vie.

L'observation publiée par Pawlik[1] est la reproduction à peu près intégrale du cas précédent, avec peut-être un nombre de conditions défavorables plus grand et surtout une plus longue série d'interventions. Les difficultés avec lesquelles le chirurgien eut à lutter tenaient autant au manque de bon sens de sa malade qu'à la rigidité cicatricielle des parois du vagin. Au sujet de cette dernière, Pawlik expose ce qu'il appelle sa *méthode de préparation des cicatrices*. Avant de se lancer dans une opération d'autoplastie uréthrale ou vésicale il est nécessaire, pendant les jours et même les semaines qui précèdent l'intervention, d'inciser et d'exciser les cicatrices, d'exercer des tiraillements sur les bords de l'orifice que l'on veut fermer, et de ne faire l'opération définitive que le jour où les lambeaux autoplastiques peuvent être amenés au contact sans effort et sans traction. Sa méthode consiste en définitive dans une *gymnastique d'assouplissement* à laquelle il soumet les cicatrices.

1. Pawlik. — *Zeitschrift für Gyn. und Geburt.* Bd. VIII, p. 40.

C'est à l'exécution minutieuse de cette méthode qu'il doit le beau succès qu'il obtint dans l'observation que nous allons reproduire, observation qui montre que la patience de la malade fut au moins égale à celle du chirurgien.

OBSERVATION VIII.

S. A..., 30 ans; mariée, d'origine hongroise, admise à l'hôpital le 18 décembre 1877.

La malade accoucha pour la seconde fois en 1874, le travail dura 5 jours, on fit une tentative infructueuse d'extraction au forceps, puis enfin la craniotomie. Pendant tout ce temps la malade n'aurait pas émis d'urine, la sage-femme n'ayant pas de sonde. Le troisième jour après l'accouchement, des portions de muqueuses sortirent du vagin et un écoulement fétide s'établit; la femme resta souffrante pendant cinq semaines; l'urine s'écoulait d'une façon continue. Six mois après elle vint à Vienne où elle fut reçue dans une clinique de chirurgie où elle subit plusieurs opérations dans le courant desquelles on créa par mégarde une fistule recto-vaginale qui guérit, et on ouvrit, par mégarde toujours, le cul-de-sac postérieur, traumatisme dont elle guérit encore.

Le 18 décembre 1877, elle fut admise dans le service de Pawlik qui la trouva dans l'état suivant :

L'urèthre manque complètement, sauf sur une étendue de $1^{mm},5$ au niveau de son orifice. La muqueuse vésicale fait hernie dans la fistule, l'angle droit de la fistule est adhérent à l'os et formé de tissu de cicatrice. La fistule a une longueur de deux centimètres, sa direction est presque transversale. Parallèlement à son plus grand diamètre on voit sur la paroi du vagin un anneau de tissu de cicatrice. Le bord supérieur de la fistule est formé d'un tissu dur, de consistance presque cartilagineuse; au-dessus de ce tissu, à deux centimètres du bord de la fistule, se trouve un second anneau fibreux (cicatriciel) qui diminue à un tel point la lumière du vagin que c'est à peine si l'index peut y pénétrer. Derrière cet anneau le vagin devient plus large et se termine par un cul-de-sac à gauche duquel s'en trouve un second, c'est un petit diverticule. Quand on découvre le fond de la fistule en repoussant la muqueuse qui y fait hernie, on voit une cicatrice large de 4 à 5 millimètres qui la parcourt dans toute son étendue. Il est impossible de trouver l'utérus et l'orifice du col. Après de vaines recherches, on parvint enfin, pendant une période menstruelle, à trouver l'orifice utérin, fin comme un cheveu, d'où s'écoulait un mince filet de mucosité sanguinolente ; on y introduisit une sonde d'Anel et on agrandit l'ouverture transversalement, ce qui permit d'arriver avec une sonde de Simpson dans la cavité d'un utérus normal.

La cicatrice qui coupait le fond de la fistule fut excisée et toutes les autres cicatrices furent soumises au traitement qui devait les faire disparaître ou au moins les assouplir. Les soins du chirurgien portèrent surtout sur l'angle droit de la fistule, que petit à petit il parvint à mobiliser. Par ce traitement toutes les cicatrices disparurent et autour de la fistule il n'y eut plus que des tissus mous. L'infiltration rigide de la paroi vaginale antérieure avait disparu et, à travers cette dernière, on sentait l'utérus descendu plus bas. Le doigt pénétrait aisément dans la vessie, ce qu'il ne pouvait faire auparavant à cause de la rigidité des bords de la fistule. Il était possible maintenant d'attirer sur une longueur de 1 centimètre l'angle droit de la fistule détaché de son attache osseuse.

Les tissus qui entouraient l'étroite gouttière de muqueuse, reste de la paroi supérieure de l'urèthre, étaient mous, élastiques et pouvaient être ramenés par-dessus une sonde placée dans cette gouttière. Le bord supérieur de la fistule était devenu très mobile.

12 juillet. Opération. — Tout d'abord on aviva les tissus des deux côtés de la gouttière uréthrale, sur une largeur de 5 millimètres, puis ceux qui bordaient la fistule sur une étendue de 8 millimètres à 1 centimètre. Les surfaces avivées allaient donc en s'élargissant des bords de l'urèthre vers la vessie.

On parvint, après avivement, à réunir les surfaces cruentées. La ligne des sutures formait un triangle dont le sommet se trouvait au niveau du col vésical. Le côté supérieur de l'angle répondait à la fistule, c'était le plus court ; le côté inférieur était formé par le nouvel urèthre, c'était le plus long. On plaça une sonde molle et étroite dans le nouveau canal. Les sutures étaient au nombre de 3 au niveau de la fistule et de 4 au niveau de l'urèthre. Immédiatement après l'opération, de l'urine mêlée de sang s'écoula par la sonde.

Le second jour, température de 40° ; on examina la fistule, tout y était en ordre. Cette température élevée persista; on l'attribua à un accès de fièvre intermittente dont la malade avait été atteinte. La fistule restait normale, l'urine également.

L'opérée était très peu sérieuse, elle s'assit sur son lit, afin d'examiner avec un miroir l'état de ses parties. Le septième jour les fils furent enlevés, tout avait bien pris ; on laissa la sonde à demeure, la malade ne se mouillait pas. Survint une violente pleurésie ; dans son excitation fébrile, la malade portait constamment ses mains à son vagin et, dès le second jour après l'enlèvement des fils, la sonde fut trouvée dans le vagin, et la plaie ouverte.

A cette époque la malade fut transportée dans un autre service de la clinique et y fit sa pleurésie, ainsi qu'une paramétrite. Le 31 août 1878 elle revint dans le service de Pawlik ; l'ouverture du vagin avait diminué, mais ni la fistule ni l'urèthre n'étaient guéris; cependant, au niveau du col vésical, il y avait un pont de tissu large de 0m,04. La malade fut envoyée en convalescence dans son pays et revint le 23 mars 1879.

La fistule avait 2 centimètres de long, elle était béante dans une largeur de 3/4 de centimètre. Au point où la fistule et la gouttière uréthrale se croisent, on voit le pont de tissu déjà signalé. L'angle droit de la fistule est de nouveau adhérent à l'os, recouvert d'une cicatrice de 1 centimètre carré de dimension, sur laquelle on remarque une ulcération proéminente.

Le bord supérieur de la fistule est tout à fait cicatriciel et formé presque exclusivement par le col utérin. La gouttière uréthrale est dans le même état qu'avant la première opération. Il n'existe plus de bord inférieur de la fistule, la muqueuse du vestibule se continue directement avec la muqueuse vésicale.

On recommença donc à faire des opérations préparatoires. On disséqua soigneusement l'angle droit de la fistule, le point le plus dangereux, comme on a pu le voir. La muqueuse vésicale, qui était en ectropion sur le bord supérieur de la fistule, fut cautérisée au nitrate d'argent, ce qui amena petit à petit son retrait. Par des tractions répétées sur l'utérus avec des crochets, on le rendit de nouveau mobile.

Le 28 juin. Opération. — Le pont fut coupé et l'avivement pratiqué comme dans la première opération. Le tissu des bords de la fistule saigna peu. Réunion par cinq sutures en argent, deux sur la fistule, une sur le col de la vessie et deux sur l'urèthre. Dans le nouvel urèthre on plaça deux petites sondes qui avaient préalablement été introduites dans les uretères ; la malade éprouva quelques douleurs dans la direction de l'uretère droit ; la température ne s'éleva pas au-dessus de 38°,5 ; le cinquième jour on enleva les sondes ; à partir du septième jour il n'y avait plus de fièvre ; la patiente urinait toutes les deux heures. Le huitième jour enlèvement des fils ; l'urèthre était absolument reconstitué. Au niveau de l'angle droit de la fistule il y avait un petit orifice qui s'agrandit dans les deux jours qui suivirent. La malade ne se mouillait pas quand elle était couchée ; mais debout toute l'urine s'écoulait.

Pawlik fit une nouvelle opération préparatoire sur ce funeste angle droit, et enfin, le 16 septembre, il pratiquait l'opération terminale en y plaçant trois points de suture. Le 28 septembre enlèvement des fils ; la guérison était complète. La continence était parfaite ; la patiente était obligée d'uriner à de courts intervalles, qui devinrent de plus en plus longs à mesure que la vessie s'habituait à se laisser dilater ; le 30 septembre la patiente rentra chez elle complètement guérie. Pawlik termine son observation par les remarques suivantes : « J'ai cité tout au long cette observation qui montre l'excellence des méthodes préparatoires, sans lesquelles je n'aurais jamais réussi. Ce cas est encore intéressant par ce fait que j'ai créé par autoplastie un nouvel urèthre et que la femme fut guérie radicalement de son incontinence. »

Dans les cas d'absence congénitale de la paroi inférieure de l'urèthre (hypospadie), on s'est également adressé au procédé des lambeaux pris sur le vagin pour reconstruire le canal. L'opération est évidemment bien plus facile, toute la muqueuse vaginale est saine et les tissus sont en quantité suffisante et au delà pour permettre d'obtenir de bons lambeaux autoplastiques. La manière de procéder est absolument la même que dans les cas d'absence traumatique : on dissèque sur la paroi antérieure du vagin, des deux côtés de la ligne médiane, en commençant en avant de la symphyse, un lambeau de 10 à 15 millimètres de large, et on suture les extrémités latérales libres de ces lambeaux l'un à l'autre. Enfin on suturera l'extrémité postérieure du nouveau canal avec le pourtour de l'orifice vésical.

Une autre façon d'opérer, qui est celle de Lücke, consiste à décoller des deux côtés de la gouttière uréthrale la muqueuse vaginale d'avec sa base, de la miner pour ainsi dire, puis quand cette muqueuse a acquis des deux côtés une certaine mobilité, on l'attire sous la gouttière, on l'avive et on la suture avec celle du côté opposé. La figure schématique ci-jointe fera mieux comprendre cette opération que ne peut le faire la description. A et A' représentent la muqueuse vaginale décollée des deux côtés de la gouttière uréthrale U; B et B sont les lignes d'avivement et de suture des deux lambeaux. Ce procédé, comme on peut le voir, rétrécit notablement le vagin; c'est ce qui se produisit chez l'opérée de Lücke.

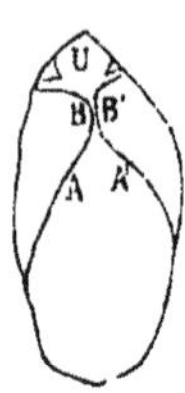

Lücke, par l'intermédiaire d'un de ses élèves[1], réclame pour lui la priorité d'exécution de cette opération : « Winkel est d'avis que l'on pourrait reconstituer un urèthre en prenant des lambeaux sur le vagin...., il ne s'agirait que d'essayer. Cet essai, le professeur Lücke, le premier, le tenta dans notre cas, et le résultat dès maintenant est à regarder comme aussi favorable que possible. »

1. Seligmann. — *Hypospadie beim Weibe.* Inaug.-Dissert. Strassburg, 1881, p. 25.

Or, en comparant les dates, nous voyons que la malade de Lücke fut opéré par lui le 28 février 1880, alors que pareille opération, et avec un résultat fonctionnel bien supérieur, fut pratiquée par Emmet le 22 novembre 1878.

Il est facile de juger la question en comparant les deux observations que nous allons résumer.

OBSERVATION IX[1].

E. G..., 6 ans, fut amenée le 25 octobre 1879 à la clinique du docteur Lücke.

Examen. — Petite fille bien constituée, un peu pâle. A la place où l'on devrait trouver les orifices de l'urèthre et du vagin, on voit un orifice volumineux qui conduit dans un canal assez large ; à la partie supérieure de ce canal, on arrive avec une sonde dans la vessie, dont la muqueuse fait légèrement hernie. Il est facile d'y introduire le petit doigt. Le vagin se termine en arrière de la vessie par un cul-de-sac.

Il y a de l'incontinence d'urine.

Le professeur Lücke résolut de tenter une opération autoplastique, ayant pour but de diviser en deux ce canal unique, qui servait de vagin et d'urèthre, et de créer ainsi un canal supérieur plus étroit pour l'urine, canal qui, diminuant de plus en plus de calibre par rétraction cicatricielle, pourrait jouer le rôle de sphincter, et un canal inférieur qui servirait aux rapports sexuels.

L'opération fut pratiquée le 28 février 1880.

L'enfant fut narcotisée. La demi-circonférence inférieure de l'ouverture vésicale fut avivée et attirée avec un crochet. Puis les parties correspondantes de la paroi antérieure du vagin furent séparées par dissection des parties sous-jacentes, de manière à former deux lambeaux mobiles qui furent suturés l'un avec l'autre sur la ligne médiane, ce qui diminua considérablement le ca-

1. Seligmann. — *Loc. cit.*

libre du vagin. L'urèthre mobilisé fut autant que possible attiré en avant.

Pour diminuer encore le calibre du canal, on excisa des deux côtés une bande de muqueuse jusqu'au clitoris, et on sutura l'une à l'autre les surfaces avivées.

La guérison se fit bien partout, sauf au niveau de l'excision faite aux petites lèvres. La rétraction cicatricielle amena bientôt la diminution du calibre du méat urinaire, au point qu'il était difficile d'y pénétrer avec une sonde de femme.

Le 27 mars, l'enfant rentra chez elle avec un urinal composé d'une ceinture et d'un petit sac en cuir qui y était appendu.

L'enfant fut revue le 15 mars 1881. Le vagin est complètement indépendant de l'urèthre, mais il est tellement rétréci que c'est à peine si l'extrémité unguéale du petit doigt peut y pénétrer. La malade garde ses urines quand elle est couchée et que ses jambes sont rapprochées, ce qu'elle n'avait jamais pu faire avant l'opération; de plus, l'urine est également retenue pendant la marche, car le récipient est presque toujours vide. Néanmoins, dès qu'on dit à l'enfant d'écarter complètement les jambes, l'urine s'écoule.

Comme résumé, on peut dire que l'état de la malade est considérablement amélioré.

L'observation d'Emmet est empruntée à la traduction de son traité sur les maladies des femmes par Olivier[1]. Nous la donnons telle quelle, malgré ses obscurités, qui tiennent soit à la traduction, soit au texte original que nous n'avons pas eu sous les yeux. Quoi qu'il en soit des détails, il ressort clairement de cette observation qu'Emmet eut à traiter une malade atteinte d'hypospadie, qu'il créa, au moyen de lambeaux taillés sur la paroi vaginale, un nouvel urèthre long et étroit et qu'après plusieurs opérations sa malade devint continente. Remarquons que

1. Emmet. — *Maladies des femmes.* (Traduction Olivier, 1887.)

l'auteur a cru devoir faire précéder son opération autoplastique de l'établissement d'une fistule vésico-vaginale provisoire qu'il maintint ouverte au moyen d'un œillet en verre.

OBSERVATION X.

Miss S..., âgée de 20 ans, fut admise à l'hôpital des femmes de New-York, le 19 octobre 1878. A l'examen des parties on aperçut une fente là où devait se trouver l'urèthre. Les parties situées au-dessous des pubis ayant la forme d'un triangle de 6 centimètres de la base au sommet, dont la base regardait les pubis et dont le sommet se terminait au niveau du col de la vessie, étaient planes et déprimées à une profondeur d'environ 1 centimètre au-dessous des tissus voisins, et elles s'inclinaient de tous côtés vers le centre. L'ouverture vésicale était libre et de dimensions suffisantes pour permettre l'introduction de l'index. Le mont de Vénus était absent, les grandes lèvres étaient hypertrophiées et avaient un aspect œdémateux; les petites lèvres étaient rudimentaires et écartées en haut de 2 centimètres; le clitoris, un peu plus volumineux qu'à l'état normal, était divisé en deux moitiés latérales. La partie supérieure de l'orifice vésical présentait un aspect plissé, comme si elle était tendue; la vessie était petite et du volume de la boule n° 1 de la seringue Davidson; le vagin et l'utérus étaient normaux.

Le Dr Emmet proposa, afin de remédier à l'absence de l'urèthre, d'enlever un lambeau de muqueuse de chaque côté de la ligne médiane à partir de l'orifice vésical jusqu'au pubis et, en réunissant les surfaces dénudées au moyen de sutures d'argent interrompues, de former un canal de 7 à 8 centimètres de long qui aurait avec la vessie les mêmes rapports que le goulot avec une théière.

La vessie pourrait alors se distendre jusqu'au niveau de l'orifice uréthral et, en s'élevant dans l'abdomen, elle entraînerait les parties qui avoisinent le col et les appliquerait contre l'arcade des pubis en produisant une pression suffisante pour permettre à la malade de retenir ses urines. Naturellement il faudrait apprendre à la malade à uriner par regorgement ou à se sonder régulièrement.

Le 22 octobre, on fit une opération préliminaire en faisant une ouverture à la base de la vessie pour permettre à l'urine de s'écouler pendant le temps nécessaire pour faire l'urèthre. On y inséra un œillet en verre, afin de maintenir ouverte la fistule artificielle.

Le 22 novembre on pratiqua la première opération pour former l'urèthre. On enleva un lambeau de muqueuse de chaque côté de la ligne médiane, ayant environ 1 centimètre de large ; ils étaient écartés de 2 centimètres environ et s'étendaient du col de la vessie au pubis. On réunit les surfaces dénudées au moyen de sutures interrompues.

36 heures après l'opération une petite quantité d'urine passa par le nouveau canal et 12 heures plus tard l'urine s'écoula abondamment.

Les sutures furent enlevées le 4 décembre, la réunion était parfaite sauf en un point où une suture avait coupé. Le 31 décembre, on en aviva les bords par 6 sutures, mais en même temps on rétrécit les parois de l'urèthre. Le 9 janvier, on enleva les sutures, mais on trouva encore une petite ouverture. L'orifice artificiel fait à la base de la vessie étant presque fermé, on l'ouvrit de nouveau et on y appliqua un tube à fistule en verre. Le 11 février, on répéta l'opération du 31 décembre et cette fois on réussit. La malade quitta l'hôpital et y revint le 1er mai ; on ferma la fistule artificielle faite à la vessie par 6 sutures et on sonda la malade toutes les trois heures. Un petit orifice persista ; le 3 juin, on le ferma et en même temps on résolut d'allonger le canal de l'urèthre. On dénuda donc un lambeau de tissu large de 2 centimètres des deux côtés du canal, au delà de son extrémité externe, on réunit les lambeaux et on sutura.

Le 10, on enleva 8 sutures. Les jours suivants on retira les sutures 2 par 2 et on fit des lavages dans la vessie; la réunion était définitivement parfaite. La vessie pouvait contenir 100 grammes d'urine. La malade quitta l'hôpital le 23. Le 14 novembre elle fit savoir qu'elle pouvait toujours garder ses urines.

Après un accouchement, elle écrivit que, pendant la grossesse, l'incontinence s'était en partie reproduite ; mais que, depuis, elle allait mieux de nouveau, aussi bien qu'elle pouvait le désirer.

III. — RESTAURATION DE L'URÈTHRE AVEC UN LAMBEAU AUTOPLASTIQUE TAILLÉ DANS LA CLOISON VÉSICO-VAGINALE, OU DANS LA MUQUEUSE VAGINALE SEULE.

Schrœder, Freund, Heydenreich (méthode combinée).

a) *Lambeau pris sur la totalité de la cloison vésico-vaginale.*

Schrœder, ayant à traiter une malade atteinte d'incontinence d'urine par suite d'absence congénitale de l'urèthre, eut l'ingénieuse idée de tailler dans la cloison vésico-vaginale un lambeau allongé, rectangulaire, qu'il attira fortement en avant et en bas jusqu'au contact des bords de la gouttière uréthrale préalablement avivés. Ce lambeau suturé dans cette position reconstitua un canal qui ne tarda pas à remplir les fonctions de sphincter.

Pour obtenir ce lambeau, Schrœder incisa l'orifice vésical, aux deux extrémités de son diamètre transversal, par deux sections parallèles entre elles et parallèles à l'axe antéro-postérieur du vagin. Ce lambeau, libre en avant et sur les côtés, restait adhérent au bas-fond de la vessie et à la muqueuse vaginale sous-jacente.

Voici d'ailleurs le résumé de l'observation qui a été publiée par Möricke [1].

OBSERVATION XI.

E. G..., âgée de 22 ans, fut admise en juin 1879 dans l'institut royal de gynécologie ; elle est d'une constitution robuste, réglée à

1. Möricke. — *Ein Fall von Epispadie beim Weibe.* (*Zeitschrift f. Geb. und Gyn.* Bd. V. 1880.)

l'âge de 14 ans, n'a pas eu d'enfants. Depuis sa naissance, l'urine s'écoule involontairement ; à l'âge de 7 ans, elle fut opérée, mais sans résultat, par un des premiers chirurgiens de Berlin.

Les grandes lèvres sont bien développées, mais ne se réunissent plus au niveau du mont de Vénus, les petites lèvres non plus ne sont pas réunies à leur partie supérieure ; entre elles on aperçoit une gouttière tapissée de muqueuse qui s'étend vers la paroi supérieure du vagin. A son extrémité postérieure l'on remarque un orifice béant qui conduit directement dans une vessie petite à parois épaisses, dont s'écoule continuellement de l'urine. Pas de trace d'urèthre.

Pour délivrer notre malade de sa pénible affection, le professeur Schrœder résolut d'appliquer un procédé qui devait reconstituer un urèthre, en se servant des tissus qui bordaient l'orifice vésical.

Le 6 juillet. Opération. — La malade est chloroformée et l'orifice vésical est fendu par deux incisions latérales ; puis on avive les bords de la gouttière dont nous avons parlé, et on suture le lambeau vésical obtenu par les deux incisions latérales, contre les bords de la gouttière.

L'urèthre ainsi créé a un centimètre et demi de longueur. Pendant les premiers jours on dut sonder la malade ; le cathétérisme n'eut pas une action favorable sur la guérison, d'autant plus qu'il était très douloureux. L'urine était parfaitement retenue. Le huitième jour on enlève quelques sutures. Malheureusement l'incontinence se rétablit, le lambeau avait lâché à gauche ; on dut le resuturer. Après quelques semaines la réunion n'étant pas complète, on dut encore aviver et suturer. La malade conservait ses urines pendant deux heures, mais dès qu'elle marchait vite, qu'elle éternuait ou qu'elle toussait, l'urine s'écoulait goutte par goutte.

La malade demanda à rentrer chez elle.

Le 10 octobre, elle se présenta de nouveau. Le résultat obtenu n'avait été que de courte durée, l'incontinence s'était rétablie. Le 12 octobre, on fit une quatrième opération.

On refit un lambeau comme précédemment, mais beaucoup plus grand. L'avivement des bords de la gouttière dut aussi être fait plus largement que lors de la première opération.

On créa ainsi un canal très long, occupant toute la largeur de la symphyse et lui adhérant intimement. Une sonde à demeure, qu'on avait placée dans la vessie, ne fut pas supportée. Heureusement, l'opérée put, dès les premiers jours, uriner spontanément. Le 22 octobre, on enleva quelques sutures. Le lambeau s'était quelque peu rétracté ; cependant la malade gardait ses urines pendant deux heures à deux heures et demie.

Les éternuements, les accès de toux faisaient sourdre quelques gouttes de liquide.

Le 7 novembre, la plaie était complètement cicatrisée. Le lambeau s'étant un peu décollé vers son milieu, on aviva cette petite solution de continuité et on la sutura.

Le 21 novembre, la malade quitta le service. Le lambeau s'était de nouveau un tout petit peu recroquevillé comme précédemment, mais l'opérée néanmoins conservait ses urines pendant quatre heures, la nuit encore plus longtemps ; les forts accès de toux faisaient encore sourdre quelques gouttes.

La miction était redevenue normale. Le 17 janvier, la malade écrivit que son état était resté parfait.

Après des opérations réitérées, le résultat désiré fut obtenu, mais non pas, semble-t-il, par le mécanisme que l'on aurait pu supposer. En effet, le chirurgien s'était placé dans les meilleures conditions possibles pour créer un lambeau musculaire contractile qui aurait pu jouer réellement le rôle de sphincter. Il n'en fut rien ; au moins Schrœder ne pense pas que l'on puisse expliquer la guérison par l'action des fibres musculaires que contenait le lambeau. Pour lui, cette fermeture hermétique, mais temporaire, s'expliquerait d'une façon toute mécanique :

« Notre opérée, dit-il, conservait ses urines pendant 4 heures ; puis de forts besoins se faisaient sentir ; et si la malade n'y donnait pas suite, l'urine s'échappait spontanément. L'explication nous en paraît être celle-ci. Le nouvel urèthre est à comparer à une soupape qui résulte du petit calibre de son canal et de sa flexion à angle presque droit autour de l'arc du pubis. Le canal est donc pour ainsi dire fermé par l'angle de flexion. Aussi longtemps que la pression intra-vésicale est moins forte que la résistance au niveau de l'urèthre, l'urine est retenue. Dès que la pression interne augmente par suite de l'accumulation du liquide, l'opérée doit évacuer son urine sous peine de la voir s'écouler involontairement, car elle n'a plus de sphincter qui puisse régulariser complètement les fonctions de la vessie. »

Quelle que soit l'explication de la guérison obtenue, l'essentiel est de savoir que ce procédé est facile à exécuter et qu'il peut donner de beaux résultats. Cependant, n'est-il pas sans danger ? L'auteur dut recommencer son opération une seconde fois et tailler *largement* son lambeau vésical. On peut se demander si, dans ces circonstances, on n'est pas exposé à léser un des uretères, à le sectionner ou au moins à produire son obturation par suite de la rétraction cicatricielle qui se fait à son niveau, quand l'incision, sans l'atteindre, s'arrête en un point peu éloigné de son embouchure ? C'est là une considération qui, évidemment, doit entrer en ligne de compte et attirer toute l'attention de l'opérateur quand il s'adresse à ce procédé.

b) *Lambeau pris sur la muqueuse vaginale seule.*

Le reproche, que nous adressions à la méthode précédente, d'exposer peut-être à la lésion des uretères est éludé par l'opération que nous allons décrire. Freund, à qui l'on doit cette opération, commença par attirer fortement par en bas le col utérin. En agissant ainsi, il fit saillir notablement la portion vaginale de la cloison vésico-vaginale, qui se présentait alors sous forme d'un tubercule charnu très proéminent. En plaçant une pince de Museux sur le milieu de cette saillie, il parvint à l'attirer suffisamment pour qu'elle vînt recouvrir toute la gouttière uréthrale. Ce résultat obtenu, il incisa des deux côtés le tubercule charnu et en fit ainsi un lambeau qu'il sutura sur les côtés avivés de la gouttière. Il dut un succès à cette méthode.

OBSERVATION XII [1].

La malade dont il s'agit est issue d'une famille de tuberculeux ; elle a été réglée à 15 ans ; les menstrues ont toujours été pâles et irrégulières. Depuis 20 mois, plus de règles.

Il y a 10 ans, la malade eut la vérole. Il y a 5 ans, elle accoucha d'un fœtus macéré, âgé de 8 mois, après un travail peu douloureux de 12 heures ; elle était assistée par une sage-femme. Immédiatement après l'accouchement, il devint impossible à la patiente de garder ses urines plus de deux ou trois heures. Cet état persista jusque il y a dix-neuf mois, époque où, selon le dire de la malade, elle éprouva, pendant un effort, la sensation de quelque chose qui se déchirait avec craquement du côté de sa vessie, en lui causant une vive douleur. Immédiatement il survint de l'incontinence qui ne fut complète qu'après l'exploration instrumentale d'un médecin.

Pendant deux mois, l'urine, qui s'écoulait d'une façon ininterrompue, aurait été sanguinolente ; les douleurs continuèrent pendant tout ce temps.

La malade fut opérée deux fois sans résultat. L'état général est resté bon, malgré son infirmité. Elle fut envoyée à la clinique du professeur Freund avec le diagnostic de fistule vésico-vaginale.

État actuel. 24 février. — Femme brune, petite ; plaques muqueuses sur l'amygdale gauche, chute des cheveux, pas d'exanthème.

1. Rudeloff. — *Loc. cit.*

L'utérus est normal. Ancienne déchirure du périnée; vagin large, relâché.

Derrière le clitoris, deux petits plis de muqueuse; 2 à 3 centimètres derrière eux un orifice ressemblant à l'orifice du col et entouré d'un bord induré, cicatriciel; l'orifice est perméable pour une forte sonde et conduit directement dans la vessie; il s'en écoule constamment de l'urine. De la paroi postérieure de l'urèthre il ne reste plus qu'un tubercule long de 1/2 centimètre et dur au toucher. La cicatrice lisse qui l'entoure ne ressemble pas à celle qu'aurait laissée un processus d'ulcération, auquel on pourrait attribuer la destruction de tout le septum uréthro-vaginal.

Larges cicatrices de condylomes sur les grandes lèvres et le pourtour de l'anus; dans l'anus même on constate deux ulcérations lardacées au-dessus desquelles se trouve un rétrécissement à peine perméable pour le petit doigt.

Tout d'abord on institua un traitement antisyphilitique. Quand les lésions de la vérole eurent disparu, c'est-à-dire le 4 mai, on fit l'opération.

Opération. — Position génu-pectorale. Spéculum univalve sur la paroi postérieure du vagin; l'utérus fut attiré avec une pince de Museux, qui fut remplacée par un fort fil de soie passé dans le col utérin. Un aide tenait le fil et attirait l'utérus.

Pour remplacer la paroi postérieure de l'urèthre, on saisit avec une pince la saillie faite au-dessus de l'orifice vésical par la muqueuse de la paroi supérieure du vagin (cette saillie est assez prononcée), et on l'attire suffisamment pour qu'elle puisse servir à reconstituer la paroi postérieure de l'urèthre. Les bords de la paroi antérieure de l'urèthre sont avivés; les surfaces avivées partent des deux côtés de ce qui fut le méat urinaire et vont en divergeant en haut et en dedans jusqu'aux bords de l'ouverture vésicale.

Puis on avive par des incisions latérales les bords du lambeau obtenu en attirant la paroi antérieure du vagin, et on suture avec des fils d'argent ces bords avec les surfaces avivées des deux côtés de la paroi antérieure de l'urèthre. La guérison fut prompte.

La malade, en se faisant elle-même une injection vaginale, arracha avec la canule la suture droite sur une assez grande étendue. L'urine, qui était retenue partiellement, dans la position verticale, se mit de nouveau à s'écouler d'une façon continue. La déchirure fut avivée et de nouveau suturée. La guérison fut encore rapide. Cependant, à gauche, au niveau du méat de nouvelle formation, il se fit après la guérison une rétraction du lambeau qui demanda deux nouvelles opérations. Ces dernières amenèrent une suture complète de la paroi uréthrale, qui resta en bonne position.

Le 1er avril 1881, on renvoya la patiente guérie. L'état de la malade est le suivant : l'utérus, par suite de l'abaissement de la paroi antérieure du vagin, est situé plus bas que normalement, il est en rétroversion.

Le rétrécissement du rectum a été dilaté, avec le doigt et des instruments, suffisamment pour permettre la défécation sans purgatifs, sans douleurs.

Le méat urinaire est en position normale. L'urine peut être retenue dans n'importe quelle position, cependant la malade est obligée d'uriner presque chaque heure. La quantité d'urine émise est de 60 à 100 grammes.

La malade, qui est servante en ville, a été revue ; la miction est moins fréquente et la quantité de liquide retenu plus considérable.

La cause de cette miction encore relativement fréquente nous semble due, d'une part à la difficulté qu'a la vessie à se dilater à cause de la position anormale de l'utérus, d'autre part et surtout, à l'impotence fonctionnelle qui a succédé à l'inactivité si prolongée de la vessie. Pendant de longues années elle n'était plus habituée à retenir de l'urine. C'est pourquoi nous avons bon espoir que le mieux ira en s'accentuant.

C'est ici le moment de parler de la malade que nous vîmes à la clinique de M. le professeur Heydenreich ; c'est en effet en employant un lambeau vésico-vaginal qu'il fut possible de restaurer la paroi inférieure du canal uréthral, de nombreuses opérations de reconstitution directe ayant échoué.

OBSERVATION XIII.

(*Personnelle, inédite.*)

Victorine J..., âgée de 21 ans, s'était introduit il y a trois ans dans l'urèthre, une épingle à cheveux qui se perdit dans la vessie. Un calcul se forma tout autour de ce corps étranger.

Le 15 avril 1888, trois ans après l'accident, le Dr X... essaya d'extraire le calcul par la dilatation forcée. Par son passage, la pierre détermina la déchirure du col de la vessie et de la paroi postérieure de l'urèthre. Le calcul mesurait 4 centimètres et demi, mais l'épingle à cheveux le dépassait par sa pointe de 2 centimètres et demi environ. Une incontinence d'urine absolue s'établit; l'incontinence existait déjà depuis un an, mais était partielle, intermittente.

Le 30 avril 1889, la malade entra dans le service de M. Heydenreich, un an après la déchirure.

A l'examen au spéculum on constate des deux côtés de ce qui fut le méat une saillie rouge, grosse comme un pois. De cette saillie partent deux crêtes irrégulièrement bosselées qui se dirigent en arrière et en haut, en divergeant derrière la symphyse, jusqu'à un orifice largement perméable pour deux doigts et qui conduit dans la vessie. Ces crêtes bordent une gouttière dont la muqueuse est normale et représente la paroi supérieure ou antérieure de l'urèthre; pas de cicatrices sur le vagin. Ce dernier est étroit; la malade n'a pas eu d'enfants.

Les bords de la gouttière étaient assez élevés pour que l'on pût espérer, après avivement, les suturer l'un à l'autre et fermer ainsi et le canal et la vessie.

Cette opération fut faite le 15 mai 1889.

La malade est placée en position dorso-sacrée; une valve de Sims déprime la commissure antérieure du périnée, des écarteurs latéraux écartent les petites lèvres.

Après avivement avec les bistouris coudés et les ciseaux, on place 6 sutures au fil d'argent, 3 sur la vessie et 3 sur l'urèthre. L'hémorrhagie a été nulle.

La sonde de Sims est mise à demeure ; à elle est adapté un tube en caoutchouc qui débouche dans un urinoir placé entre les jambes de la malade. Une injection d'eau boriquée poussée à travers la sonde dans la vessie revient en partie par le vagin. Pas de pansement.

Réaction inflammatoire nulle. Le lendemain et les jours suivants, injections vaginales de propreté.

Le 23 mai, on enlève les fils, on constate que deux fils placés sur la vessie ont tenu ; tous les autres ont lâché.

Le seul bénéfice de cette première intervention a été que la malade conserve pendant une heure ou deux ses urines quand elle est couchée.

Le 12 juin, seconde opération analogue à la première ; on met encore une sonde à demeure, en caoutchouc. Il a été excessivement difficile de placer les fils à cause de l'étroitesse du vagin et de l'impossibilité de se servir des porte-aiguilles usuels, de l'aiguille de Réverdin, ou même des aiguilles tubulées ordinaires.

18 juin. — Cette seconde opération a échoué complètement, et l'état de la malade est moins bon qu'après la première, l'ouverture de la vessie étant agrandie.

Une troisième opération est pratiquée le 10 juillet 1889 ; elle est limitée au col de la vessie ; 4 fils sont appliqués. Cette suture réussit pleinement. La malade retient de nouveau ses urines quand elle est couchée ; elle les perd quand elle est debout. Elle demande à rentrer chez elle ; on lui donne un urinal.

Elle revient à la clinique le 26 avril 1890 ; l'urinal n'avait pas fonctionné pendant bien longtemps ; jamais il n'avait complètement rempli son but.

Les bords de la gouttière uréthrale ne sont plus très élevés ; ils sont durs, cicatriciels. L'ouverture de la vessie est perméable pour l'index.

Le plan opératoire adopté est le suivant : dans une première séance créer un urèthre ; dans une seconde fermer l'orifice qui séparerait le nouvel urèthre de la vessie.

Le 5 mai, quatrième opération ; position dorso-sacrée ; chloroforme ; avivement des bords de la gouttière (l'avivement empiétant sur le vagin) et suture par 4 fils d'argent. Ces fils sont placés avec l'aiguille que nous avons fait construire et dont nous donnerons la description dans un chapitre suivant. Pas de sonde dans le canal. L'urèthre ainsi construit a 2 centimètres de long.

16 mai. — Les fils sont enlevés. L'urèthre n'est restauré que sur une longueur de 1 centimètre et demi; mais le pont de muqueuse qui restaure la paroi inférieure du canal est mince, et il est situé près du méat. Le vagin est sensiblement rétréci.

Le 9 juin, nouvelle opération dont le but est de fermer l'orifice qui sépare le bout d'urèthre créé de la vessie. Cette opération est faite dans la position génu-pectorale, sans chloroforme, après cocaïnisation des parties; la malade souffre néanmoins. Les fils sont placés avec notre aiguille, mais les sutures sont tendues, car il a été très difficile d'attirer la paroi inférieure de la vessie fixée en place par des brides cicatricielles très fortes. Les fils sont au nombre de 4; ils suturent la vessie à droite et à gauche du tronçon d'urèthre; pas de suture au milieu.

Échec complet.

Le 9 juillet, sixième opération; elle doit reconstituer la paroi inférieure du canal, celle qui fait défaut, entre le tronçon d'urèthre antérieur et l'orifice vésical, par un lambeau vésico-vaginal, selon le procédé de Schrœder.

La malade est chloroformée en position dorso-sacrée. Les bords de la gouttière uréthrale sont avivés (l'avivement empiétant largement sur le vagin) en arrière du petit bout d'urèthre antérieur; puis le milieu de la demi-circonférence inférieure de l'orifice vésical est saisi avec une pince et attiré. A chacune des extrémités du diamètre transversal de cet orifice, on pratique une incision dans la cloison vésico-vaginale. Ces deux incisions parallèles circonscrivent un lambeau vésico-vaginal plus large à sa base qu'à son sommet. Ce lambeau est attiré jusqu'au niveau de la gouttière uréthrale et suturé dans cette position avec les bords de cette gouttière avivés; l'avivement, comme nous l'avons dit, empiétant largement sur le vagin. 6 fils d'argent sont placés: trois de chaque côté, un fil supplémentaire, de sûreté, est passé dans la partie moyenne du lambeau autoplastique et fixé à la cuisse droite. Toute la solution de continuité est comblée, sauf une petite fistule qui est laissée ouverte provisoirement entre le lambeau et le bout d'urèthre situé près du méat.

16 juillet. — On enlève les fils; le lambeau est fixé en place;

son côté droit est adhérent au bord droit de la gouttière uréthrale ; le bord gauche a lâché presque complètement. Une opération ultérieure sera nécessaire ; mais le succès est assuré. La malade est renvoyée chez elle à cause de l'approche des vacances.

19 novembre. — La malade, revenue dans le service depuis quelques jours, est chloroformée. Le bord gauche du lambeau vésico-vaginal est suturé après avivement avec le bord gauche de la gouttière uréthrale par 3 fils d'argent.

29 novembre. — Le lambeau est fixé ; les fils sont enlevés. Il ne reste plus qu'un orifice fistuleux entre la partie médiane du lambeau vésico-vaginal et le tronçon d'urèthre qui part du méat. Cet orifice avait été ménagé intentionnellement pour qu'il n'y eût aucun tiraillement exercé sur le tronçon d'urèthre très facile à déchirer.

10 décembre. — Cet orifice est fermé après avivement par 4 fils d'argent. Ces fils sont placés obliquement ; ils traversent en arrière la partie médiane du lambeau autoplastique vésico-vaginal ; et de là ils vont en divergeant, deux à droite et deux à gauche, sur les côtés du petit bout d'urèthre antérieur ; les fils ne passent donc pas dans les parois de ce dernier, mais rapprochent de lui, jusqu'au contact, la lèvre postérieure de l'orifice. Cette précaution est nécessaire pour ne pas déchirer la paroi du bout antérieur qui est très mince. Une sonde n° 12 est mise à demeure. Après cinq jours elle provoque de la cystite et on l'enlève.

20 décembre. — Enlèvement des fils. Le succès de l'opération est complet au point de vue plastique ; l'urèthre est restauré.

12 janvier 1891. — La malade continuant à perdre, malgré la restauration de l'urèthre, cette persistance de l'infirmité est attribuée à la largeur et au peu de longueur du nouveau canal. M. Heydenreich se décide à l'allonger par avivement des tissus situés à la base des petites lèvres et à créer ainsi une portion supplémentaire d'urèthre très étroite et assez longue, suivant en cela les principes donnés par Pawlik. A partir du méat, on excise (la malade étant chloroformée), des deux côtés de la ligne médiane, un rectangle de muqueuse sur la face interne des petites lèvres et à leur base ; une bandelette de muqueuse est laissée intacte sur la ligne médiane entre le méat et le clitoris. Les surfaces rectangulaires avivées sont suturées par-dessus une sonde molle n° 13, avec 6 fils d'argent. Le canal ainsi construit a son méat à un demi-centimètre du clitoris, il est étroit et mesure en longueur, l'urèthre normal reconstitué compris, 8 centimètres.

20 janvier. — Enlèvement des fils, résultat morphologique parfait. — Dans les jours qui suivirent l'ablation des fils, la malade souffrit de quelques douleurs dues à la cystite. Couchée, elle conserve ses urines pendant deux heures et plus, puis le besoin se fait sentir et elle urine avec un jet de plus en plus net. Levée, elle conserve ses urines pendant dix minutes et un quart d'heure. Quand les phénomènes de cystite auront disparu et que la vessie aura, petit à petit, recouvré une certaine capacité, la malade, nous en sommes persuadé, aura une continence aussi satisfaisante qu'elle pourra le désirer.

IV. — RESTAURATION DE LA PAROI INFÉRIEURE DE L'URÈTHRE PAR UN LAMBEAU PRIS SUR LES PETITES LÈVRES.

Le premier chirurgien qui eut l'idée de restaurer l'urèthre en se servant d'un lambeau autoplastique pris sur les petites lèvres, et qui le fit avec succès, fut Fritsch, de Breslau.

Ce chirurgien ne fait que décrire succinctement son procédé sans donner avec détails l'observation d'aucune de ses opérées. Sa méthode est la suivante : Aviver les bords de la gouttière uréthrale, puis détacher de bas en haut une des petites lèvres de son point d'implantation jusqu'au niveau du clitoris. Le lambeau ainsi formé doit rester adhérent au clitoris dont le pédoncule le nourrit. Cela fait, la petite lèvre est placée transversalement sur la gouttière et suturée dans cette position. La surface interne antéro-postérieure de la petite lèvre est ainsi devenue transversale et coupe perpendiculairement le canal.

Ainsi se trouve constitué un canal ouvert à ses deux extrémités. Dans une opération ultérieure l'extrémité postérieure du canal est réunie à la vessie. Nous citerons le travail original de Fritsch, qui contient quelques réflexions intéressantes.

OBSERVATION XIV[1].

Quand, après un accouchement, tout l'urèthre a été détruit, il ne reste plus d'autre moyen de guérison que d'établir une fistule recto-vaginale et de fermer la vulve. La chose est possible, j'ai obtenu la continence dans deux cas. Une de mes opérées est laveuse à l'hôpital et peut faire les plus gros travaux sans être incommodée.

Néanmoins cette guérison-là n'est pas idéale, c'est une mutilation qu'une malade ne permet que lorsque de longues années d'incontinence avec tous ses désagréments l'ont rendue lâche ; mais, plus tard, la patiente n'est plus contente de son sort et devient hypochondriaque.

Depuis des années déjà, je songe à la possibilité de créer un urèthre. Tous mes essais de reconstitution directe ne m'ont pas réussi. Si l'on avive les bords de la gouttière supérieure, qui presque toujours persiste, et si on les suture, le canal obtenu est très étroit ; et si l'on pratique le cathétérisme, ou si l'on met une sonde à demeure, la guérison ne se fait pas. Si la guérison n'est que partielle, elle n'est d'aucune utilité, et alors, si l'on veut encore une fois aviver ce qui a manqué, on ne trouve plus qu'un tissu friable, que la pince déchire et que coupent les fils.

Après de nombreux et vains efforts de reconstitution directe, l'auteur abandonna cette méthode. Il chercha ailleurs. Comme dans les opérations plastiques faites sur le sphincter anal la reconstitution *ad integrum* ne réussit pas toujours et que, cependant, la guérison se fait spontanément, les deux bouts du sphincter se réunissant

---

1. H. Fritsch. — *Ueber Plastik der weiblichen Harnröhre.* (*Centralblatt f. Gyn.* 1887.)

isolément aux extrémités d'une pièce intermédiaire cicatricielle contre laquelle les fibres musculaires se contractent, en fermant ainsi la lumière du canal, il espéra que la même chose pourrait avoir lieu pour l'urèthre. Il opéra donc de la façon suivante : des deux côtés de la gouttière uréthrale, il avive un rectangle ayant 1 centimètre de large et 2 centimètres de long ; puis, il excise d'une petite lèvre un large lambeau, ayant comme pédicule son attache au clitoris, et il le place transversalement sur la gouttière uréthrale en lui faisant décrire un angle droit. Par quelques sutures ce lambeau est fixé en place. Il reste cependant entre le lambeau et l'orifice vésical une fistule par laquelle l'urine s'écoule.

Quand le lambeau a pris et que l'on a enlevé les sutures, on attend encore 15 jours ou 3 semaines, et alors seulement on ferme par les procédés ordinaires la fistule. Un urèthre ainsi reconstitué fonctionne d'une façon absolument normale.

L'auteur ajoute qu'on pourrait également prendre des lambeaux sur les deux petites lèvres, et reconstituer ainsi la paroi inférieure du canal, quand, pour une raison ou pour une autre, il ne reste pas assez de matériaux sur l'une d'elles.

C'est ce qu'il fit d'ailleurs dans un cas où, par suite d'une fracture du bassin, consécutive au passage d'une voiture chargée, il ne put trouver sur un seul côté un lambeau suffisamment grand.

Fritsch conseille aux chirurgiens d'essayer par ce procédé plastique de créer un nouvel urèthre. Dans tous les cas, il serait, selon lui, absolument indiqué d'essayer de rétablir l'état normal de cette manière avant de recourir au colpocleisis et à la fistule recto-vaginale, toujours si difficile à exécuter.

Procédé de M. Polaillon.

Dans un cas d'hypospadie, M. Polaillon utilisa également les petites lèvres pour créer de toutes pièces un urèthre. Son opération, malgré une analogie apparente, diffère essentiellement de celle de Fritsch. Tandis que ce dernier n'emploie qu'une seule petite lèvre et la détache de sa base, Polaillon laisse les deux petites lèvres en place, les suture par un procédé spécial par leur bord libre, et quand le canal ainsi formé est solide, il l'attire en arrière et le fixe au pourtour de l'orifice vésical. Fritsch crée un canal très court, Polaillon un canal très long, comme on peut le voir par l'observation qui suit.

OBSERVATION XV[1].

Marie L..., femme N..., âgée de 23 ans, avait eu depuis son enfance une incontinence d'urine. Mais cette incontinence n'était que partielle, en ce sens que les urines pouvaient être retenues une demi-heure ou une heure, puis s'échappaient ensuite brusquement et involontairement.

Réglée à 16 ans, ses menstruations étaient irrégulières et souvent douloureuses.

A 18 ans, elle entra à l'hôpital Saint-Louis pour l'incontinence d'urine dont elle souffrait. On lui fit subir une opération sur laquelle elle ne peut donner des détails précis, mais qui paraît avoir été une dilatation de la vulve ; à la suite de cette opération, l'incontinence d'urine devint continue.

Quelque temps après, elle alla dans un autre hôpital où elle subit trois nouvelles opérations sans succès.

A 21 ans, elle vint dans mon service de la Pitié le 27 septembre 1887.

La vulve avait son aspect normal. Mais le méat urinaire n'existait pas et l'entrée du vagin était très étroite. En introduisant une valve de Sims pour déprimer la paroi postérieure du vagin, on donnait issue à un flot d'urine qui remplissait la cavité vaginale. Sur la paroi antérieure du vagin et à sa partie inférieure on voyait un orifice qui n'était autre chose que le col de la vessie, dans laquelle il était facile d'introduire un doigt. En avant, aucune trace du canal

---

1. Polaillon. — *Restauration du canal de l'urèthre.* (*Bulletin de la Société de Chirurgie.* Juin 1890.)

de l'urèthre. L'orifice vésical était situé en arrière de l'anneau vulvaire, qui possédait *un constricteur très puissant.* Aussi l'urine s'accumulait-elle dans le vagin et pouvait-elle être retenue un certain temps grâce à la contraction du constricteur vulvaire. En pratiquant le toucher vaginal, le doigt pénétrait très facilement dans la vessie en produisant une vive douleur. En arrière de l'orifice vésical, il était facile d'explorer avec le toucher le vagin et le col de l'utérus qui étaient normaux.

En définitive, j'avais affaire à une atrésie de l'extrémité inférieure du vagin avec absence du canal de l'urèthre. En d'autres termes, le vagin et la vessie s'ouvraient dans un conduit unique, rétréci, qui se terminait à la vulve. Les opérations antérieures avaient eu pour résultat de dilater ce conduit, de rendre le vagin praticable, mais cette dilatation avait aggravé l'incontinence d'urine.

Le 20 octobre 1887, je fis une première opération en prenant sur la muqueuse du vagin un lambeau que je renversai et que je suturai au pourtour de l'orifice vésical avivé, de manière à former un col à la vessie et un rudiment d'urèthre. L'opération semblait donner un résultat assez favorable, lorsqu'au bout de sept jours la malade fut obligée de quitter l'hôpital.

Pendant quelque temps elle garda un peu mieux ses urines, surtout pendant le décubitus dorsal. Elle se maria et perdit bien vite, après le mariage, la légère amélioration qu'elle avait obtenue.

En avril 1889, elle revint à la Pitié me demander de l'opérer de nouveau pour la guérir de sa triste infirmité.

Comme cette jeune femme avait les petites lèvres assez développées pour être attirées en arrière jusqu'au niveau de l'orifice vésical, je conçus le plan de restaurer le canal de l'urèthre avec ces organes. Deux opérations successives devaient être nécessaires : dans la première j'emprunterais aux petites lèvres les tissus du nouveau canal de l'urèthre ; dans la seconde je réunirais le canal reconstitué au col de la vessie.

Première opération. — Le 9 mai, la malade étant endormie par le chloroforme méthylique du professeur Regnault, je pratiquai sur la face interne de chacune des petites lèvres, près de leur bord libre, une incision partant un peu au-dessous du gland du clitoris et venant gagner le niveau de l'orifice vésical. Les petites lèvres sont ensuite dédoublées par la dissection. Les feuillets internes, représentant deux volets, sont renversés en dedans et suturés l'un à l'autre avec des fils de catgut. Il en résulte un canal dont la paroi supérieure est formée par la muqueuse vestibulaire du vagin, et la paroi inférieure par le rapprochement des feuillets internes. Au-dessous du canal existe une surface cruentée qui se continue avec la face cruentée des feuillets externes des petites lèvres dédoublées. En accolant l'un à l'autre ces feuillets externes et en les suturant sur la ligne médiane avec des fils d'argent, je double et je renforce le nouveau canal uréthral.

Une sonde en caoutchouc rouge est placée dans le nouveau canal. En arrière elle pénètre dans la vessie. Les urines sortent en partie par la sonde, en partie par l'ouverture qui sépare le col de la vessie du canal restauré.

En quelques jours, la réunion des surfaces adossées des petites lèvres fut complète. Il ne restait plus qu'à oblitérer l'ouverture siégeant au niveau du col de la vessie. Ce fut l'objet de la deuxième opération.

Deuxième opération. — Trois semaines après la première opération, la patiente fut de nouveau endormie par le chloroforme méthylique. Le bord inférieur du col de la vessie, ainsi que le bord inférieur de l'orifice postérieur du nouvel urèthre furent avivés et suturés l'un à l'autre. Une sonde fut laissée à demeure et donnait issue à la sécrétion urinaire. Au bout d'une semaine, la réunion était obtenue. Par ces deux opérations successives, la restauration de l'urèthre était complète. Notre opérée avait seulement un urèthre un peu plus long qu'à l'état normal. Son orifice extérieur était situé sous le clitoris, entre le rapprochement artificiel des petites lèvres. Marie L... gardait très bien ses urines et elle les expulsait volontairement. Les fibres du col de la vessie avaient recouvré assez de contractilité pour arriver à ce résultat presque inespéré.

J'ai revu cette jeune femme plusieurs mois après son opération. Les fonctions de l'urination et les fonctions génitales s'accomplissaient avec une régularité parfaite.

B. — Opérations dans lesquelles on se passe du sphincter uréthro-vaginal.

V. — FERMER LA VESSIE DU CÔTÉ DU VAGIN ET CRÉER UNE FISTULE SOUS-PUBIENNE (EMMET-BAKER) OU UNE FISTULE HYPOGASTRIQUE (RUTENBERG).

a) *Fistule sous-pubienne, procédé Emmet-Baker.*

Ce procédé, ainsi que celui de Rutenberg, est dérivé du même principe : fermer la communication entre la vessie et le vagin et créer pour l'urine une nouvelle voie d'écoulement par l'établissement d'une fistule facile à obturer. Tandis que le chirurgien allemand la plaçait au-dessus de la symphyse, le chirurgien anglais la mettait au-dessous de cette articulation.

En 1864, Baker-Brown[1] avait opéré trois femmes par sa méthode et se déclarait très satisfait du résultat.

La première opération date de 1861[2]; la seconde de 1863[3]; la troisième de l'année suivante[4]. La première et la deuxième observation se ressemblent; il s'agissait de la destruction du canal et du col vésical par un accouchement terminé aux fers. Dans le troisième cas, la malade avait eu le canal et le col fendus dans une taille vésico-vaginale pour calculs. La restauration directe ne fut réussie que tardivement, mais la malade continua à perdre

---

1. Baker-Brown. — *On some diseases of women remediable by operation. The Lancet,* march 5. 1864.)
2. *Surgical diseases of the women*. London. 1861.
3. Baker-Brown. — *Loss of urethra and neck of bladder, cured by operation.* (*The Lancet,* june 1863, p. 680.)
4. *The Lancet*, march 1864.

ses urines. C'est alors que Brown créa une fistule sous-pubienne et ferma l'urèthre. Le succès fut complet.

Emmet semble avoir mis à exécution le même procédé, avant Baker, et c'est pour cela que nous décrivons leur opération sous leurs noms accolés. Suivant Emmet[1], il est impossible pour une femme de retenir ses urines quand le col de la vessie a disparu, à moins de faire communiquer le réservoir urinaire avec l'extérieur par un canal très haut placé ; l'urine s'accumulerait dans le bas-fond et ne demanderait à sortir qu'au moment où le liquide arriverait au niveau du canal artificiel. Il agissait, pour réaliser ces conditions, de la façon suivante : « J'avais coutume, dit-il, de faire un faux passage à travers le ligament sous-pubien et, lorsque le trajet s'était cicatrisé, le nouveau canal qui devait servir d'urèthre était réuni à la vessie. Je me rendais bien compte du danger que faisait courir à la malade la stagnation de l'urine dans la vessie, et on ne pouvait l'éviter qu'en convainquant la malade de la nécessité de laver sa vessie tous les jours. »

Baker-Brown n'agit pas autrement. Pour créer son nouveau canal, l'auteur enfonce jusque dans la vessie un bistouri étroit ou un trocart immédiatement sous la symphyse pubienne, parallèlement à l'ancien canal et au-dessus de la paroi supérieure de ce dernier, et y introduit une sonde que la malade portera toujours. Nous avons vu plus haut quelles étaient les limites qu'il ne fallait pas dépasser dans cet acte opératoire, pour rester dans l'épaisseur des tissus uréthro-vaginaux et ne pas s'exposer à léser le péritoine.

1. Emmet. — Traduction Olivier. *Loc. cit.*

Quand la perméabilité de ce nouveau conduit est assurée, Baker-Brown ferme la fistule vésico-vaginale; si elle est très grande, il reconstitue un bas-fond à la vessie en attirant l'utérus et en suturant avec lui les parois latérales du vagin.

Voici comment il s'exprime au sujet du résultat fonctionnel obtenu : « Les malades doivent toujours porter une sonde à demeure; à cette sonde j'adapte un appareil très ingénieux construit par M. Harper. J'ai fait cette opération trois fois, et mes trois opérées retiennent très bien leurs urines et peuvent les émettre à volonté. » L'appareil ingénieux dont parle l'auteur se compose d'une ceinture placée autour du corps. A son milieu, au niveau du point qui doit recouvrir le pubis, se trouve une petite plaque en ivoire percée d'un trou pour le passage de la sonde qui est fixée en cet endroit. Une moitié de la sonde est dans le canal sous-pubien, l'autre est libre au delà de la plaque d'ivoire. Au point où ces deux moitiés se réunissent, la sonde est articulée par une articulation mobile dans tous les sens. L'avantage de cet appareil est d'empêcher la sonde de glisser dans la vessie et d'être déplacée par les mouvements de la malade.

Dans un travail[1] publié neuf ans après celui de Baker, un autre chirurgien anglais, parlant de l'opération de son collègue, raconte qu'un certain nombre de ses malades furent complètement guéries et eurent un contrôle absolu sur leur miction. Cependant Baker n'aurait pas réussi toujours aussi parfaitement; l'auteur aurait vu une dame amé-

1. H. Kidd. — *Dublin Journal of med. Sciences.* 1873.

ricaine qui était venue en Angleterre pour se faire opérer par Baker-Brown ; elle avait déjà subi quatorze opérations. La fistule était bouchée, un nouvel urèthre créé et cependant l'incontinence continuait. Le médecin qui la traitait alors avait résolu d'appliquer sur le canal un compresseur, ce qui ne fut pas facile.

H. Kidd rapporte que des tentatives analogues de restauration furent faites à Bruxelles par Deroubaix. Ce dernier n'aurait pas eu de résultats bien encourageants. Des deux malades de Deroubaix, la première fut en traitement depuis le mois d'octobre 1865 jusqu'en décembre 1867.

Elle subit 9 ou 10 opérations, dont quelques-unes eurent une durée de 2 à 3 heures, et à la fin le seul résultat obtenu fut qu'elle devint continente grâce à un compresseur placé sur l'orifice du nouveau canal. La seconde malade fut en traitement à des intervalles plus ou moins éloignés, depuis mars 1865 jusqu'en juillet 1868 ; elle non plus ne conservait ses urines que par un compresseur. Pour vider complètement sa vessie et pour empêcher le canal de diminuer de calibre par rétraction cicatricielle, elle était obligée de se passer une sonde de temps à autre.

« Le mérite[1] de ce procédé est de laisser intact le vagin tout en restaurant l'urèthre et la vessie ; et, comme le remarque Deroubaix, la malade peut rentrer dans la société, reprendre ses occupations et même se marier ; le seul inconvénient est de forcer la malade à se sonder de temps en temps. Deroubaix, dans ce dithyrambe, semble oublier que ses opérées portent un compresseur, qu'elles ont été

1. H. Kidd. — *Loc. cit.*

en traitement pendant des années et qu'elles ont subi de nombreuses et dangereuses opérations. »

Dans ce compte rendu, H. Kidd semble trop vouloir, de parti pris, rabaisser le mérite de ses devanciers, afin de rehausser son procédé, que nous décrivons plus loin, et dont le résultat est loin d'égaler celui qu'obtinrent et Baker et Deroubaix. Tout d'abord, H. Kidd semble ignorer que le seul but de l'opération dont nous parlons est de créer à l'urine une voie d'excrétion facile à obturer par une sonde à demeure (Baker) ou par un compresseur (Deroubaix) et non pas de créer un canal sphinctérisé et contractile.

Nous croyons pouvoir rapprocher du procédé Baker-Emmet une opération pratiquée par Polaillon dans le but de restaurer non pas tout l'urèthre, mais la plus grande partie de ce canal. Polaillon se trouvait en présence d'une malade de 19 ans qui avait été opérée d'un calcul par la taille vésico-vaginale ; mais toutes les tentatives faites pour restaurer la cloison uréthro-vaginale furent sans résultat. C'est alors que l'idée vint à Polaillon de faire passer le nouveau canal au-dessus de la paroi supérieure de l'ancien. Voici comment s'exprime l'auteur à ce sujet :

« Les opérations antérieures avaient eu pour résultat de fermer le bas-fond de la vessie, mais la partie inférieure du col de la vessie et les deux tiers postérieurs du canal de l'urèthre manquaient. Il ne restait plus que le méat urinaire et une petite portion du canal en arrière de cet orifice. La patiente perdait ses urines comme si on ne lui avait fait subir aucune opération.

« Bien convaincu de ne pouvoir réussir par les procédés d'avivement et de suture ordinaires, j'eus l'idée de prendre un lambeau sur la paroi supérieure de l'urèthre et du col de la vessie, d'abaisser ce lambeau au niveau de la perte de substance et de le suturer à celle-ci. Le canal de l'urèthre devait ainsi présenter, dans une partie de son étendue, une surface cruentée, qui formerait, après sa cicatrisation, la partie postérieure du canal. Il me parut facile de maintenir le nouveau canal cicatriciel par quelques cathétérismes consécutifs..... Ce procédé opératoire réussit pleinement dans son ensemble. La malade devint continente et ne perdit plus ses urines involontairement[1]. »

b) *Fistule sus-pubienne, procédé de Rutenberg.*

Un médecin de Strasbourg, Rutenberg[2], est le premier qui ait conseillé de remplacer le canal de l'urèthre par une fistule hypogastrique et de fermer l'orifice de communication entre le vagin et la vessie. L'urine aurait une cavité assez grande pour s'accumuler, et, toutes les quelques heures, la malade pourrait l'évacuer en penchant le corps en avant ou en se servant d'une sonde molle. L'auteur ne se dissimule pas les objections que rencontrera son procédé. Tout d'abord son danger, puis la crainte de voir la vessie, après une longue inactivité, ne plus se laisser distendre suffisamment; la stagnation de l'urine. Rutenberg réfute ou atténue ces inconvénients et arrive à la conclusion que, dans la plupart des cas, l'établissement

1. *Bulletin de la Société de chirurgie de Paris.* — Polaillon. — *Restauration du canal de l'urèthre chez la femme,* p. 708, année 1889.

2. Rutenberg. — *Anlegung einer neuen Harnröhre über die Symphyse.* (*Wien. med. Wochenschrift,* n° 37, 1875.)

d'une fistule vésico-abdominale sera facile, sans danger appréciable. Quand la malade est appelée à faire des efforts, la presse abdominale, en agissant sur la vessie, pourrait expulser une certaine quantité d'urine à travers la fistule ; mais rien ne sera plus facile que d'en obturer l'orifice par une pelote reliée à une ceinture abdominale. Cette pelote s'adapterait bien plus facilement sur la symphyse que sur les parties molles de la vulve.

Rutenberg n'exécuta jamais son opération. Cette dernière resta projet théorique jusqu'en 1879, époque où elle fut soumise au criterium de la pratique.

Werth [1], assistant à la clinique chirurgicale de Kiel, l'expérimenta sur une malade dont nous allons résumer l'histoire clinique.

OBSERVATION XVI.

M. R..., âgée de 31 ans, fut admise au mois de juin 1878 à la clinique du professeur Litzmann. Cette malade avait eu deux grossesses, la seconde s'était terminée avant terme par une présentation du siège, sans intervention obstétricale. Immédiatement après le travail, elle eut de l'incontinence. Le canal uréthral était détruit, la paroi inférieure manquait et n'était plus représentée que par un lambeau mobile triangulaire dont les bords convergent vers un orifice profondément situé au pourtour duquel il s'insère par un pédicule étroit. Cet orifice, qui permet l'introduction d'un doigt, mène dans la vessie. Sur la paroi vaginale, derrière la symphyse, on voit une bande de muqueuse qui se dirige vers la fistule vésicale.

Une première opération, qui avait pour but de suturer le lambeau triangulaire (paroi inférieure de l'urèthre) contre la paroi

1. Werth. — *Vollständige Zerreissung der Harnröhre.* (*Arch. f. Gyn.* Bd XVI, 1880.)

supérieure, échoua. Le lambeau se gangréna et la malade eut en outre un phlegmon péri-utérin. Remarquons ici que les urines de l'opérée contenaient du pus et qu'une affection des reins était probable. Malgré cet échec, la malade réclama une nouvelle intervention. Mais laquelle? la restauration directe n'étant plus praticable. Il ne restait plus à Werth que deux procédés : l'opération préconisée par Rutenberg, ou la création d'une fistule recto-vaginale après fermeture du vagin ; il se décida pour la première de ces opérations.

Une fistule abdomino-vésicale fut créée avec les précautions antiseptiques habituelles. Pour dilater la vessie, deux ballons vides en caoutchouc y furent placés, mais leur insufflation les fit éclater et cet éclatement provoqua une large déchirure de la muqueuse vésicale.

L'incision cutanée fut de 7 centimètres à partir de la symphyse. On incisa la vessie suffisamment pour y introduire le doigt et on sutura ses bords avec ceux de la paroi abdominale par 3 fils de soie. Un drain fut placé à travers la vessie, un de ses bouts passait par la fistule cutanée, l'autre par le vagin. La réaction inflammatoire fut nulle ; mais le pus des urines augmenta. Sept semaines plus tard, la fistule vésico-vaginale fut avivée et suturée. L'exécution en fut très difficile à cause du changement de position de la vessie qui s'était portée fortement en avant. Pendant 4 jours, toute l'urine s'écoula par l'orifice abdominal. Puis brusquement l'urine fit irruption dans le vagin en occasionnant de violentes douleurs. Que s'était-il passé? Le tube de verre qui drainait la vessie s'était bouché quoiqu'on le nettoyât tous les jours. Le même accident se reproduisit une seconde fois ; pendant les opérations complémentaires que nécessitèrent ces accidents, Werth dilata le canal qui avait tendance à s'oblitérer.

La malade n'était pas au bout de ses peines. A plusieurs reprises des calculs à facettes avaient été évacués par la fistule cutanée. Leur origine ne pouvait être que le rein, les autres symptômes de la lithiase rénale, la purulence des urines et les douleurs lombaires, existaient. Pour comble d'infortune, une pérityphlite se développa, mais elle guérit.

Après tant d'épreuves, la malade eut quelques semaines de répit ; elle put sortir avec un récipient adapté à sa fistule abdominale et se promener en ville; elle se trouvait heureuse, dans l'espoir d'une guérison prochaine. Il n'en fut rien. La quantité de pus augmenta dans les urines, des douleurs vésicales intenses se montrèrent, fréquemment des calculs gros comme un pois étaient rendus. La fièvre s'alluma accompagnée de gros frissons, des vomissements s'établirent, le ventre se ballonna. On sentait un empâtement profond depuis la symphyse jusqu'à l'ombilic. L'urine reprit la voie vaginale, les vomissements ne cessèrent plus, l'alimentation était nulle et la malade succomba.

L'*autopsie* fut pratiquée, en voici quelques extraits : La fistule abdominale aboutit à un canal long de 2 centimètres, qui est formé par le sommet de la vessie allongée. La muqueuse vésicale est rouge, parsemée de cicatrices étoilées. Au point où se trouvait l'insertion de l'urèthre, on voit une niche communiquant avec le vagin, mais fermée par un calcul; d'autres calculs occupent la vessie et les bassinets. Les reins sont le siège d'une pyélonéphrite suppurée.

Dans la région cœcale on trouve un foyer purulent enkysté, dans lequel aboutit à plein canal l'appendice vermiculaire.

Werth termine son observation par quelques considérations qui ne sont pas de nature à recommander cette opération. Il en veut à Rutenberg de la chaleur avec laquelle cet auteur engage les chirurgiens à recourir à son procédé. Il avoue cependant avoir prouvé une chose, c'est que les vues théoriques de Rutenberg pouvaient être pratiquement réalisées, mais que la vessie, ainsi en communication avec l'extérieur par une fistule abdominale, était inévitablement le siège d'une cystite chronique qui ne tardait pas à provoquer des lésions dans les voies urinaires plus élevées.

Werth nous semble injuste envers son procédé. Si les résultats ont été déplorables, à qui la faute ? Moins à l'opérateur et à la méthode qu'aux circonstances malheureuses qui se sont produites dans le cours du traitement. Il n'est pas habituel de voir un phlegmon intrapelvien succéder à un simple avivement de fistule vésicale.

Puis, il existait, avant son opération et pendant, des phénomènes de cystite, probablement même de néphrite suppurée. La malade eut une pérityphlite de longue durée, due non pas à l'opération, mais à la perforation de l'appendice vermiculaire.

La lithiase rénale qui emporta la malade préexistait à l'intervention.

Enfin, sans parler de la faute opératoire qui provoqua la déchirure de la müqueuse vésicale, relevons ce fait que la vessie n'a été fixée à la paroi abdominale que par 3 fils, ce qui explique la tendance de la fistule à se fermer.

Ce nombre est insuffisant; une précaution utile eût consisté à suturer tout le pourtour de la plaie vésicale avec la paroi cutanée; la muqueuse et l'épiderme eussent été en continuation, et l'ouverture ainsi créée n'aurait eu aucune tendance à s'obturer. C'est cette pratique que nous avons vu suivre par M. Heydenreich, dans le but d'éviter l'infiltration d'urine, chez un homme auquel il avait extirpé un épithélioma du bas-fond de la vessie. La fistule garda son diamètre initial et, après la guérison du malade, il fallut en aviver les bords pour la fermer.

Il nous a paru nécessaire de relever ces faits pour permettre une appréciation plus exacte de l'opération de Rutenberg, qui, si l'on s'en tenait aux conclusions désillusionnées de Werth, n'aurait aucune valeur pratique.

L'observation suivante est de nature à modifier l'impression produite par l'histoire de la malade du chirurgien de Kiel.

En 1884, M. le professeur agrégé Rohmer a établi chez un prostatique de 63 ans une fistule sus-pubienne permanente, fistule qu'il maintenait béante par une canule analogue à celle dont on se sert pour les trachéotomies. Cette canule portait un robinet que le malade ouvrait et fermait à volonté.

Nous citons ce fait à cause de l'analogie qu'il présente avec le sujet qui nous occupe. Ce qui est vrai pour une fistule sus-pubienne chez l'homme, l'est aussi pour la même fistule chez la femme.

Et, en effet : « Les rapports de la face antérieure de la vessie avec la face postérieure de la symphyse pubienne, avec la paroi abdominale antérieure et avec le péritoine, sont les mêmes que chez l'homme ; aussi la taille hypogastrique et la ponction de la vessie sont-elles soumises aux mêmes règles [1]. »

Voici ce que dit l'auteur en parlant de son malade : « On pourrait croire [2] que la canule placée en permanence dans l'hypogastre est un objet de gêne continuelle et d'embarras pour le malade; cependant il n'en est rien, et avec un peu de bonne volonté ce petit appareil devient parfaitement supportable..... Quant à prétendre que l'instrument n'est pas suffisant pour retenir complètement des urines qui filtreront forcément entre la canule et les parois de la fistule, cela me paraît exagéré, quoique la vessie puisse se contracter sur l'extrémité de l'instrument et la fistule elle-même se rétrécir sur lui. J'accorde volontiers

---

1. Tillaux. — *Anatomie topographique*, 5e édition, p. 852. (Paris, Asselin et Houzeaux, 1887.)

2. *Revue médicale de l'Est*. — Rohmer. — *Cystotomie sus-pubienne dans l'hypertrophie de la prostate*. 1884, p. 728.

que l'on ne remplacera pas ainsi d'une façon parfaite le col de la vessie normale. Au bout d'une heure ou deux (deux heures chez notre malade), la vessie expulsera toujours un peu d'urine qui filtrera à travers la fistule; mais le malade, prévenu, n'aura qu'à vider sa vessie avant le temps nécessaire pour lui permettre de se remplir, et le léger inconvénient que nous mentionnons sera aisément pallié. »

Ce même malade a donné des renseignements sur son état deux ans après l'opération, renseignements que M. Rohmer a bien voulu nous communiquer. L'opéré se trouvait très bien de sa canule et la supportait parfaitement; aucun phénomène de cystite ne s'était produit.

On peut se demander s'il est bien nécessaire de placer une canule à demeure dans la fistule hypogastrique, quand on se décide à pratiquer l'opération de Rutenberg. Nous croyons pouvoir répondre par la négative; à une condition cependant, c'est que l'on suive la pratique que nous avons indiquée, en suturant la muqueuse vésicale contre la peau. La rétraction cicatricielle perd ainsi ses droits et une ceinture munie d'une petite pelote à ressort suffira pour maintenir fermé ou bien permettre d'ouvrir à volonté l'orifice sus-pubien.

Cette pelote même ne serait pas indispensable et la fistule finirait par remplir intégralement les fonctions d'un urèthre normal. Telle est l'opinion de von Nussbaum, opinion rapportée par Mosetig-Moorhof [1].

Parlant de la persistance des fistules après une ponction hypogastrique avec un gros trocart, cet auteur s'exprime

1. Mosetig-Moorhof. — *Handbuch der chirurgischen Technik.* (Wien, 1886, p. 672.)

en ces termes : « Si les voies d'écoulement naturelles de l'urine deviennent imperméables d'une façon permanente, il ne faudra plus songer à fermer la fistule hypogastrique, mais il ne sera pas nécessaire cependant de laisser une sonde à demeure dans ce trajet. Il suffit, comme le prétend von Nussbaum, que le malade, chaque fois qu'il voudra vider sa vessie, y introduise une sonde de femme par la fistule ; pendant tout le reste du temps les muscles droits de l'abdomen remplissent les fonctions d'un sphincter en comprimant le trajet et en s'opposant à l'issue de l'urine. Von Nussbaum prétend même que la fistule remplacera intégralement l'urèthre et que les malades pourront garder leurs urines et les émettre sans être obligés de se cathétériser. Il résulte de là qu'une fistule hypogastrique, même établie pour toute la vie, n'a rien qui puisse effrayer un malade. »

C. — Opérations qui sacrifient le vagin.

VI. — OCCLUSION DU VAGIN APRÈS CRÉATION D'UNE FISTULE VAGINO-RECTALE (JOBERT DE LAMBALLE, ROSE). — COLPOCLEISIS SPÉCIAL DE H. KIDD.

a) *Occlusion du vagin.*

On ne s'étonnera pas de ne point trouver dans notre travail un chapitre sur le colpocleisis ou l'épisiocleisis. La fermeture du vagin ou l'occlusion de la vulve ne sauraient rentrer dans notre sujet. Pour avoir quelque utilité pratique, ces procédés ne doivent être exécutés que dans les cas où l'appareil sphinctériel uréthro-vésical persiste en totalité ou en majeure partie, malgré la destruction complète de la cloison vésico-vaginale; c'est ce qui ressort nettement des travaux de M. le professeur Herrgott[1] sur cette matière.

Combiné avec la création d'une fistule vagino-rectale, le colpocleisis a été exécuté un grand nombre de fois, pour guérir l'incontinence résultant d'une lésion étendue, embrassant et le septum uréthro-vaginal et tout le bas-fond de la vessie.

Proposée par Jobert de Lamballe, cette opération a été pratiquée tout d'abord par Rose[2], de Zurich, avec un résultat en apparence satisfaisant. La malade évacuait volontairement ses urines toutes les trois ou quatre heures; aucun phénomène de rectite ne se produisit; et, à l'autopsie qui fut faite peu de temps après l'opération, — la malade mourut d'une affection indépendante (?) [pyélonéphrite] de sa fistule, — la muqueuse rectale fut trouvée absolument saine.

Vint ensuite l'observation d'Antal[3] qui, après avoir, à plusieurs reprises, essayé d'obturer une fistule vésico-vaginale étendue, réussit à rendre continente son opérée en faisant passer les urines par le rectum.

En 1878, le professeur Morisani, cité par Consalvi[4], ferma la vulve et établit un cloaque chez une femme de 25 ans. « Les suites de l'opération furent des plus simples. Un seul orifice était conservé, l'anus, et la malade

1. F. Herrgott. — *De l'Oblitération du vagin comme moyen de guérison de l'incontinence d'urine produite par de vastes pertes de substance de la vessie.* (Communication lue à l'Académie de médecine, 1875.)

2. Rose. — *Ueber den plastischen Ersatz der weiblichen Harnröhre.* (*Deutsche Zeitschrift f. Ch.* IX, p. 122. 1877.)

3. *Archiv. f. Gynäkologie.* Bd XVI, p. 316.

4. *Épisioraphie. Miction par le rectum.* (*Gaz. hebd.*, 1879, p. 337.)

put arriver à contracter ou à relâcher le sphincter à volonté, ou, autrement dit, à tenir clos ou à ouvrir, suivant ses besoins, son cloaque vésico-rectal. »

Cazin[1], en 1880, établit une fistule vagino-rectale chez une femme dont le vagin et l'urèthre étaient presque complètement obturés par rétraction cicatricielle. Une fistule vulvaire qui seule persistait fut fermée par cautérisation. Le résultat fonctionnel est déclaré excellent par l'auteur. Il avait en vain essayé le même procédé quelque temps auparavant chez une autre de ses malades.

L'année suivante, après avoir vainement tenté d'autres procédés opératoires, Dittel[2] créa un cloaque vésico-rectal et n'eut qu'à s'en louer.

A la même époque, Czerny, cité par Lomer[3], échoua, et, après des tentatives réitérées, il laissa sa malade dans le même état où il l'avait trouvée.

En 1883, Mayer[4] guérit une de ses opérées par le procédé de la fistule rectale.

Une malade de Heilbrun[5], traitée de la même façon, conservait ses urines pendant trois ou quatre heures.

Fritsch, enfin[6], cite le cas de deux femmes qui vaquaient à leurs occupations sans trop de gêne, avec des cloaques vésico-rectaux qu'il leur avait créés.

Malgré ces faits nombreux dans lesquels les résultats

1. H. Cazin. — *Contribution à la thérapeutique des fistules v.-vag.* (*Archives générales de médecine*. 1881, vol. I.)

2. Dittel. — *Ein neuer Heilversuch gegen unheilbare Blasenscheiden-Fisteln.* (*Oester. med. Jahrb.*, p. 563, 1881.)

3. *Archives de Langenbeck*. Bd. XXVII, Heft 3.

4. Mayer. — *Ueber den Ersatz des Sphincter vesicæ durch den Sphincter ani.* (*Charité-Annalen*. Bd. VIII.)

5. Heilbrun. — *Episio-Kleisis. Künstliche Mastdarm-Fistel.* (*Centralblatt f. Gyn.*, n° 26. 1883.)

6. Fritsch. — *Plastik der weiblichen Harnröhre.* (*Centralblatt f. Gyn.*, Bd XI, n° 30. 1885.)

fonctionnels sont déclarés satisfaisants, l'établissement d'une fistule recto-vaginale avec occlusion du vagin est une opération difficile à exécuter, dangereuse dans ses conséquences éloignées, et qui nous semble devoir être bannie de la thérapeutique gynécologique. Les résultats, tant au point de vue de la miction qu'au point de vue de la santé générale du sujet, obtenus par cette opération, n'ont réellement de valeur qu'après six mois ou un an. Or, dans la plupart de nos observations, ce résultat éloigné n'est pas indiqué. Une des opérées de Fritsch portait, il est vrai, sa fistule depuis quatre ans; mais voici ce que dit l'auteur lui-même en parlant de son opération: « C'est une mutilation qu'une malade ne permet que lorsque de longues années d'incontinence avec tous ses désagréments l'ont rendue lâche; mais bientôt elle le regrette et devient hypochondriaque[1]. »

Les opérées de Cazin et d'Antal furent suivies pendant plusieurs mois, leur état resta satisfaisant; mais, dans le cas de Cazin, le vagin était oblitéré, des matières fécales ne pouvaient donc pas y séjourner, et dans le cas d'Antal, une disposition spéciale de la fistule rectale ne permettait pas aux matières de pénétrer dans le vagin[2].

La malade de Rose mourut, peu de temps après l'opération, d'une pyélo-néphrite calculeuse.

Enfin, dans une observation de Schrœder, que nous allons reproduire, il fallut ouvrir de nouveau la vulve à cause des accidents que déterminait le passage des fèces et la stagnation de l'urine.

---

1. Fritsch. — *Loc. cit.*
2. Broese. — *Ueber den Verschluss der Vulva, etc.* (*Zeitschrift f. Geburt und Gyn.* Bd. X, p. 134.)

OBSERVATION XVII.

Fistule recto-vaginale pour guérir une fistule vésico-vaginale incurable[1].

Caroline H..., femme de 32 ans, fut admise à l'hôpital de la Charité le 18 avril 1881.

Le 16 mars 1881, elle avait été accouchée par le forceps, après un travail long et douloureux. Trois jours après, gonflement des organes génitaux externes, fièvre et écoulement fétide de liquides et de débris sphacélés. Six jours après l'accouchement, de l'urine et des matières fécales sortirent par le vagin.

Examen local. — A l'entrée du vagin on remarque une tumeur ronde, très rouge, qui se laisse réduire ; c'est la muqueuse de la vessie qui fait hernie. L'urèthre en entier manque, ainsi que la plus grande partie de la paroi vésico-vaginale. Les parois latérales du vagin sont composées de tissus friables. La paroi postérieure persiste, mais elle présente, à 4 centimètres au-dessus du sphincter anal, une fistule recto-vaginale dans laquelle on peut introduire le doigt.

C'était là un cas où il était indiqué de pratiquer l'opération de Rose, c'est-à-dire de se servir du sphincter anal comme sphincter vésical.

Le 15 juin, le professeur Schrœder aviva les bords de la vulve dans une largeur de 1 centimètre, en excisant le clitoris, et les sutura avec 20 fils. Dans les jours qui suivirent l'opération, l'urine et les fèces passaient par l'anus.

Le 26 juin, enlèvement des sutures ; de l'urine s'écoule par les orifices des fils et par une partie de la plaie. Malgré des cautérisations, deux fistules persistèrent. La fistule recto-vaginale a des tendances à se fermer, ce que l'on cherche à empêcher par la dilatation digitale.

Le 10 septembre, puis le 19 octobre, on essaya en vain de fermer les fistules. Le 12 novembre enfin, elles manifestèrent des

1. Broese, *Loc. cit.*

tendances à s'oblitérer. La malade pouvait garder ses urines et ses matières pendant deux à trois heures, puis les éliminer par l'anus.

Le 22 décembre, la femme H... quitta l'hôpital; il restait une petite fistule à la partie supérieure de la vulve, à travers laquelle s'écoulait de temps à autre un peu d'urine. La malade émettait ses urines et ses fèces par le rectum, mais toujours avec de vives douleurs. La constipation était opiniâtre. L'état de la malade, sans être bien agréable, était supportable. En février 1882, le sang des règles s'élimina par l'anus.

La seconde menstruation lui occasionna des douleurs atroces avec sensation de brûlure dans le rectum; à partir de ce moment, elle se trouva moins bien, elle éprouvait constamment une grande pesanteur dans la cavité vésico-vaginale, avec la sensation de quelque chose qui serait sur le point d'éclater.

Pour se soulager, la malade introduisait un corps pointu dans la fistule qui avait persisté et vidait ainsi un peu du contenu du cloaque. Au milieu de ces souffrances, l'état général se détériorait de plus en plus; en octobre 1882, son existence lui était devenue insupportable et elle vint à la clinique de Schrœder pour qu'on lui rouvrît son vagin. C'est ce qui fut fait le 20 octobre. La cicatrice fut excisée et ses bords suturés. On trouva dans le cloaque un liquide fétide, des concrétions urinaires, des restes de matières fécales, etc.

Immédiatement après l'opération, la malade se trouva très soulagée.

Le 8 novembre, la malade rentra chez elle avec un urinal. D'après ses lettres, elle est tout à fait satisfaite de son état.

Cette observation montre, mieux que ne le ferait toute discussion, les inconvénients de ce procédé, la difficulté et la longueur de son exécution, et les dangers consécutifs auxquels est exposée l'opérée, la sagacité et l'habileté de l'opérateur ne pouvant être mises en doute.

Mais que faire alors dans les cas où il est impossible de reconstituer le réservoir urinaire? Ces cas doivent être très rares, presque toujours les opérations que nous avons précédemment décrites suffiront pour amener, grâce à la patience du chirurgien et à celle de la malade, une guérison définitive. Dans les circonstances exceptionnelles, tellement défavorables qu'il soit nécessaire de sacrifier le vagin, ce n'est pas néanmoins au procédé de la fistule rectale que l'on aura recours.

b) *Colpocleisis spécial de H. Kidd.*

H. Kidd[1] a expérimenté une méthode qui semble donner dans ces cas désespérés les résultats les plus heureux. L'auteur eut à traiter une femme qui présentait une large fistule uréthro-vésico-vaginale. Il fit plusieurs tentatives pour fermer cette ouverture, lorsqu'une inflammation gangréneuse vint détruire tout son travail alors qu'il approchait du but. Tout ce qui restait de la cloison vésico-vaginale et de l'urèthre se détruisit. Il ne lui restait plus suffisamment de tissus pour l'opération de Baker-Emmet, alors même qu'il aurait voulu y avoir recours. Après bien des hésitations, il résolut de suturer ensemble les parois du vagin, de l'oblitérer dans toute son étendue en ne laissant qu'un canal long et étroit qui aurait pour but de remplacer l'urèthre. Il espérait qu'en faisant le canal très long et étroit, cette longueur et cette étroitesse du conduit empêcheraient l'urine de s'écouler, sauf dans les moments où la patiente ferait des efforts expulsifs.

Voici comment H. Kidd décrit son opération :

1. H. Kidd. — *On the treatment of vesico-vaginal fistula when the urethra, neck and floor of the bladder have been destroyed.* (*Dublin Journal of med. Sc.* 1873.)

OBSERVATION XVIII.

Après avoir obtenu le consentement de la malade, elle fut chloroformée et placée en position obstétricale. J'avivai la muqueuse de la partie interne des grandes lèvres et je continuai ma dissection sur la paroi postérieure du vagin, ce qui me fut facile, car le périnée avait été déchiré. Je ne laissai en fait de muqueuse intacte qu'une bande longitudinale antéro-postérieure placée sur la partie médiane, bande qui devait servir de muqueuse au nouveau canal. Je fis tous mes efforts pour ne laisser nulle part de diverticule où l'urine pût s'accumuler. Les sutures furent faites, les unes au fil d'argent, les autres aux fils de soie. L'aiguille dont je me servis est celle que l'on appelle aiguille de Liston, et qui se compose d'une aiguille courbe à orifice percé au niveau de la pointe, aiguille qui est montée sur un manche. Je plaçai une sonde n° 10 à demeure dans le canal et je serrai les fils par-dessus un petit cylindre de caoutchouc qui devait avoir pour but d'adapter parfaitement les sutures profondes. Je plaçai ainsi profondément 4 sutures en argent. Les sutures superficielles furent faites aux fils de soie.

48 heures après j'enlevai les sutures au fil de soie, et 10 jours après les sutures d'argent. Toute la plaie s'était réunie par première intention. Couchée, la malade conservait ses urines. Debout, elle les perdait par le nouveau canal ; c'était à prévoir, il n'y avait plus de sphincter. Je résolus donc de faire construire un compresseur analogue à celui que fit construire Trélat par Charrière. L'appareil s'adapta très bien. La malade resta quelque temps encore en observation, puis elle partit pour l'Amérique ; jamais je ne vis personne plus reconnaissante du service que je lui avais rendu. Quand elle voulait vider sa vessie, elle écartait une pelote mobile autour d'un pivot, puis elle la replaçait, une fois la miction terminée.

Indications et contre-indications. — Technique opératoire.

Après avoir décrit les diverses opérations qui ont été tentées pour guérir l'incontinence produite par la destruction totale de l'urèthre, il nous reste à donner les indications de chaque procédé, leur valeur relative, ainsi que leur manuel opératoire. Quand nous parlerons de ce dernier, nous laisserons volontairement de côté les procédés de la fistule hypogastrique, sous-pubienne, vagino-rectale, ainsi que la restauration par les petites lèvres et le lambeau vésico-vaginal: la technique opératoire de ces procédés a été suffisamment exposée dans le cours de leur description. Nous ne parlerons donc exclusivement que des règles à observer dans la restauration directe du canal avec ses débris. Ces règles seront l'ensemble des prescriptions disséminées à travers les auteurs, ainsi que le résultat des remarques que nous avons pu faire pendant les nombreuses opérations auxquelles fut soumise la malade qui fait l'objet de notre observation personnelle, et de l'enseignement de M. le professeur Heydenreich à son sujet.

I. — INDICATIONS ET TECHNIQUE OPÉRATOIRE DE LA RESTAURATION DE L'URÈTHRE AVEC SES DÉBRIS.

Ce procédé est à la fois le plus simple et le plus heureux dans ses résultats. Mais, malgré son apparente facilité, il a des indications particulières, qu'il faut étudier pour ne pas être exposé à répéter indéfiniment son intervention avec des chances de succès toujours moindres après chaque séance.

La restauration directe n'est possible que lorsque les bords de la gouttière uréthrale sont élevés, peu cicatriciels, assez mollasses par conséquent, et lorsque son voisinage immédiat n'est pas parcouru par des travées fibreuses qui immobilisent la muqueuse vaginale et l'empêchent d'être attirée par une traction légère. Cette restauration est possible quand l'orifice vésical n'est pas rétracté, quand son pourtour présente peu d'induration et que sa demi-circonférence postérieure peut être amenée facilement au contact avec la partie terminale de la gouttière uréthrale. Or, dans quelles circonstances les lésions se présenteront-elles si avantageusement? Ici, la pathogénie nous donne d'utiles renseignements. Ce n'est pas évidemment après un accouchement laborieux dans lequel la tête du fœtus est restée enclavée pendant de longues heures et a produit consécutivement une inflammation gangréneuse de la cloison uréthro-vaginale : le tissu inodulaire est abondant et la rétraction cicatricielle a fait sentir ses effets désastreux. Mais quand, comme dans notre observation II, le septum pris pour un cloisonnement du vagin par un accoucheur a été incisé au bistouri, toutes les conditions requises sont présentes.

Il en est de même quand la cloison uréthro-vaginale a été déchirée par l'extraction d'un calcul dont une des arêtes, faisant l'office d'instrument tranchant, a sectionné d'arrière en avant les parties, comme dans l'observation de M. Heydenreich.

Ou bien encore, quand la lésion a été produite par une intervention hâtive et brutale avec le forceps ou le crochet. Dans ces cas, le septum peut être détaché en une seule pièce et rester adhérent soit au méat (observation V), soit au pourtour de l'orifice vésical (observation IV).

Dans toutes ces circonstances, l'on trouvera réunies toutes les conditions indispensables pour une restauration directe et intégrale.

Tous ces cas dont nous venons de parler sont ceux où le chirurgien obtiendra les succès les plus remarquables. Cependant l'exécution de ces opérations, qui paraissent faciles au premier abord, exige de la part de l'opérateur une certaine adaptation de la main à ces interventions délicates, à ces « manipulations souterraines », et aussi l'observation de certaines règles dont il sera dangereux de se départir.

Nous ne décrirons pas les différentes positions que l'on a données à l'opérée ; la seule possible, dans ces opérations toujours de longue durée, est la position dorsale qui permet le chloroforme ; elle pourra d'ailleurs être remplacée momentanément par la position latérale ; la position génu-pectorale rendra de bons services quand il s'agira d'enlever les fils.

Il va sans dire, tant la chose est entrée dans les mœurs chirurgicales, que les précautions antiseptiques auront été prises, le vagin lavé et détergé avec un tampon monté; il sera utile de faire raser les poils du pubis et ceux des grandes lèvres.

Pour mettre au jour le champ opératoire, on placera sur la paroi postérieure du vagin un spéculum univalve de Herrgott ou de Sims; un aide déprimera fortement le coccyx; quelquefois il est en outre nécessaire de se servir d'écarteurs latéraux.

Une opération idéale serait celle que le chirurgien exécuterait sans aucun aide; malgré tout ce qui a été fait dans ce but, la chose n'est pas encore possible, mais nous sommes persuadé qu'elle le deviendra. Deux conditions seraient nécessaires pour cela : un anesthésique local plus puissant que la cocaïne et un spéculum capable de bien découvrir la paroi supérieure du vagin et tenant en place tout seul. Fritsch et Neugebauer ont fait faire un pas à la question. Le premier en fixant le spéculum, des écarteurs latéraux et des porte-jambes sur le lit d'opération, la femme étant en position dorsale; le second en se servant d'un spéculum assujetti sur le dos de la malade et d'écarteurs maintenus par des chaînes et des poids, l'opérée en position génu-pectorale. Malgré tout ce qu'il y a d'ingénieux dans cette manière de faire, nous ne croyons pas que Neugebauer trouvera de nombreux imitateurs, et la femme bardée de fer que M. Pozzi[1] reproduit, d'après cet auteur, dans son *Traité de Gynécologie,* sera longtemps avant d'entrer dans la pratique courante. Nous en dirons autant des écarteurs de jambe de Clover, que l'on a pu voir à l'Exposition universelle de 1889 : cet appareil est avantageusement remplacé par les porte-jambes des lits à spéculum.

Les aides chargés du spéculum et des écarteurs écartent et soulèvent en même temps les jambes de la malade. L'utérus sera attiré par une pince à griffes confiée à un des aides, ou mieux comme le veut Schrœder, au moyen d'un gros fil de soie passé à travers le col utérin. Pour rendre accessibles les parties molles qui avoisinent l'orifice vésical, on les attirera hardiment avec une pince tire-balle à articulation spéciale (dite articulation de Collin, et empêchant les pinces de se fausser); nous avons pu constater dans la clinique de M. Pozzi les nombreux services que rendent ces pinces.

Quand le chirurgien a bien devant lui le champ opéra-

1. S. Pozzi. — *Traité de Gynécologie,* p. 912.

toire et que le plan de son opération a été conçu, il devra s'assurer que le lambeau uréthro-vaginal qu'il veut remettre en place, que les bords de la gouttière qu'il doit suturer s'adaptent facilement sans la moindre traction.

Ceci fait, les surfaces qui seront en contact étant largement avivées, on se disposera à placer les fils de suture, qui seront toujours en argent. C'est cette partie de l'opération qui est de beaucoup la plus difficile, car, s'il est des circonstances où le vagin est largement béant, où il est aisé d'atteindre l'extrémité postérieure de l'urèthre et de la suturer, il en est d'autres où le vagin est profond et étroit et la suture très pénible. Les aiguilles qui ont été proposées dans ce but sont très nombreuses, ce sont: l'aiguille de Reverdin; les grandes aiguilles tubulées d'un bout à l'autre; l'aiguille de Liston, employée en Angleterre; les petites aiguilles tubulées spéciales avec porte-aiguille spécial de Neugebauer[1]; enfin les aiguilles ordinaires ou encore les aiguilles de Hagedorn, courbées sur le plat, dont on se sert avec le porte-aiguille ordinaire.

M. Pozzi rejette toutes les aiguilles tubulées ainsi que l'aiguille de Reverdin, reprochant à ces instruments de faire des perforations trop volumineuses et, d'autre part, de ne pas permettre une asepsie assez rigoureuse[2]. Il prétend se servir exclusivement de son porte-aiguille, et de fines aiguilles de Hagedorn. Ce porte-aiguille est une forte pince sans ressorts, dont le mors est perpendiculaire à l'axe de l'instrument. Quand ce dernier a saisi l'aiguille de Hagedorn, celle-ci fait avec l'axe du porte-aiguille un angle droit; il est donc relativement facile, quand le vagin

1. Voir le *Traité de Gynécologie* de Pozzi, p. 921.
2. Pozzi. — *Loc. cit.*, p. 968.

est large, de suturer une plaie vésicale longitudinale, parallèle à l'axe antéro-postérieur du vagin. Mais il n'en est plus de même quand la direction de la plaie est transversale et qu'il est impossible d'attirer la vessie à la vulve. C'est le cas qui se présente quand il s'agit de raccorder un urèthre de nouvelle formation avec la vessie, la plaie sera transversale, profondément située, et les parties peu mobiles. Dans ces circonstances un porte-aiguille ordinaire ne pourra rendre aucun service; et c'est alors qu'on sera forcé d'avoir recours aux divers instruments dont nous avons parlé précédemment.

Tous peuvent rendre des services dans les cas faciles; mais il est des circonstances où ni les uns ni les autres ne sont d'un maniement commode, quand le champ opératoire est profond et les lèvres de la plaie écartées. L'aiguille de Reverdin n° 2 n'est pas suffisamment courbe, et les grandes aiguilles tubulées, mal commodes par l'obligation de pousser le fil après avoir traversé les tissus, rendent très perplexes quand elles ne peuvent embrocher les deux lèvres de la plaie à la fois; au moment où il s'agit de placer le fil sur la seconde lèvre. Il en est de même de l'instrumentation si compliquée de Neugebauer. Dans ce cas surtout, nous croyons utile une aiguille que nous avons fait construire et dont M. le professeur Heydenreich s'est servi avec succès dans les opérations subies par sa malade [1].

Aiguille à suture. — Cette aiguille se compose d'une tige métallique longue de 15 centimètres et montée sur un manche nickelé. Cette tige métallique est recourbée à

1. Voir : *Compte rendu de la Société de médecine de Nancy.* — In *Revue médicale de l'Est,* 1890, p. 699.

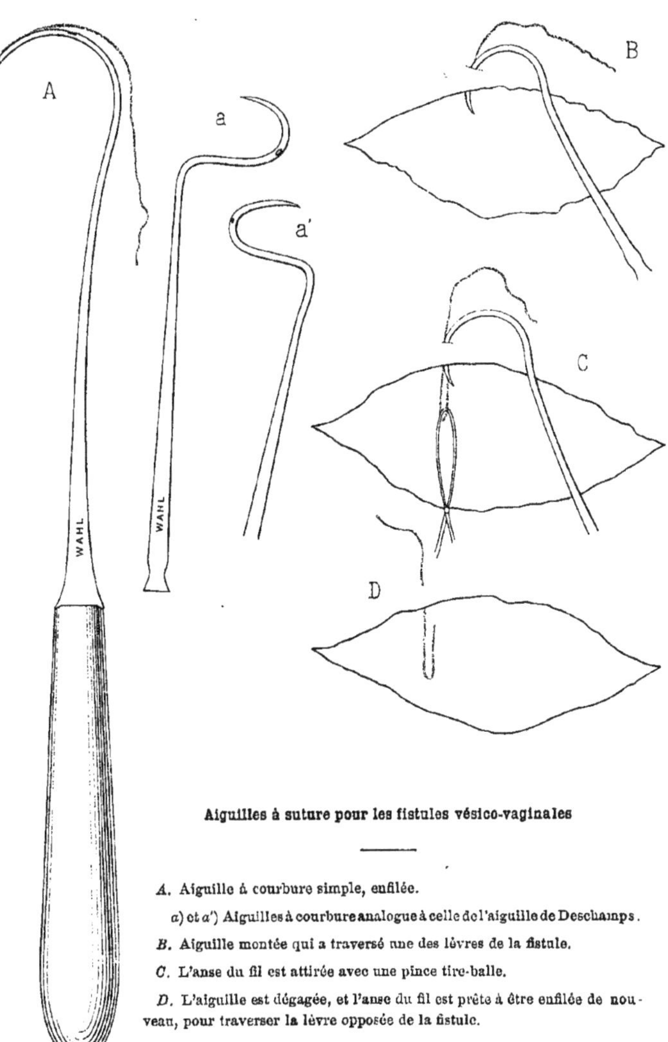

Aiguilles à suture pour les fistules vésico-vaginales

A. Aiguille à courbure simple, enfilée.

a) et *a'*) Aiguilles à courbure analogue à celle de l'aiguille de Deschamps.

B. Aiguille montée qui a traversé une des lèvres de la fistule.

C. L'anse du fil est attirée avec une pince tire-balle.

D. L'aiguille est dégagée, et l'anse du fil est prête à être enfilée de nouveau, pour traverser la lèvre opposée de la fistule.

N. B. Nous remercions vivement notre camarade le Dr Collin, qui a bien voulu se charger de l'exécution de ces dessins.

sa partie supérieure, la courbure appartenant à une circonférence de petit rayon. La portion coudée est tubulée sur une longueur de 5 à 10 millimètres depuis la pointe de l'aiguille jusqu'à un orifice situé sur la convexité de la courbure. Pour se servir de l'instrument on introduit le fil d'argent dans la tubulure PAR LA POINTE et on le pousse jusqu'à ce que son extrémité apparaisse à l'orifice postérieur; à ce moment on recourbe la totalité du fil par-dessus la convexité de l'aiguille, l'anse se trouvant sur la pointe.

Ainsi préparée l'aiguille est passée à travers une des lèvres de la fistule, l'anse du fil, qui apparaît en même temps que la pointe de l'aiguille, est saisie avec une pince ou un crochet et l'instrument est retiré ; une certaine longueur de fil est attirée, montée de nouveau sur l'aiguille, comme il vient d'être dit, pour être introduite dans la lèvre opposée de la fistule. On peut faire varier, suivant qu'on le juge utile, la courbure de l'instrument, le principe reste le même : rendre la tubulure très courte et enfiler le fil par la pointe.

Nous avons fait construire par M. Wahl, comme étant les plus utiles, une aiguille courbe simple (A) et deux autres aiguilles (*a* et *a'*) analogues comme courbure à l'aiguille de Deschamps, l'une pour le côté gauche, l'autre pour le côté droit. On se rendra plus facilement compte de la forme et du maniement de ces instruments en examinant les figures que nous avons jointes à notre description.

Cet instrument semble passible de deux reproches. On objectera tout d'abord que le fil recourbé sur l'aiguille forme un arrêt qui oppose de la résistance quand on pénètre dans les tissus; cette résistance n'est pas plus grande qu'avec les autres aiguilles, une pression même légère suffit pour la vaincre. Le trou fait par son passage est moindre que celui de l'aiguille de Reverdin, et de plus il est rond et n'est pas élargi, par conséquent, par la ligature des fils.

Le second reproche est celui d'être difficile à maintenir aseptique. Cette objection, dont sont passibles les aiguilles tubulées sur une grande longueur, ne peut s'appliquer à notre instrument, qui est plein dans toute son étendue, sauf sur une longueur de 5 à 10 millimètres. Rien de plus facile que de le nettoyer.

Le nombre des sutures que l'on placera doit être considérable. Il ne faut rien laisser au hasard de la cicatrisation, tout doit être exactement coapté, et deux sutures par centimètre ne nous semblent pas un chiffre excessif.

Si, après avoir placé les sutures, on remarquait la moindre tension à leur niveau, il ne faudrait pas, fatigué par la longueur de l'opération, se leurrer du vain espoir que tout s'arrangera, il sera nécessaire de faire des incisions libératrices des deux côtés du canal, ou bien de placer à distance des fils de *détente* (*Entspannungsnähte*) qui, embrassant toute la largeur du canal, viennent se lier au-dessous de sa paroi inférieure. C'est là une précaution indispensable quand il existe quelques tiraillements.

La plupart des opérateurs placent une sonde à demeure dans le nouveau canal. Cette sonde est utile pendant la suture, elle sert de mandrin par-dessus lequel on réunit les parties molles; après l'opération, elle assure l'écoulement de l'urine et empêche cette dernière de baigner les surfaces cruentées.

La sonde sigmoïde de Sims, la plus employée, est trop volumineuse et trop lourde pour cet usage; mieux vaudrait se servir d'une sonde étroite en caoutchouc mou, coupée à son extrémité externe et fixée par un fil aux grandes lèvres. Même ainsi modifiée, la sonde à demeure a été accusée d'être nuisible à la cicatrisation; un grand nombre de chirurgiens allemands n'en placent pas du tout et préfèrent cathétériser leurs opérées toutes les trois ou quatre heures.

Nous croyons cette dernière pratique préférable, quand il est possible de sonder soi-même ses malades; sinon, il vaudrait mieux établir dans le bas-fond de la vessie une petite boutonnière maintenue béante par un drain qui assurerait l'écoulement de l'urine. Cette pratique, recommandée par Emmet, a été suivie dans deux cas par Lawson Tait, qui n'eut qu'à s'en louer. On sait d'ailleurs avec quelle rapidité se ferment ces petites fistules dès qu'on enlève le drain qui s'opposait à leur cicatrisation.

Pour empêcher le tortillon des fils de venir frotter la paroi vaginale, il sera prudent de placer entre la vessie et la paroi postérieure du vagin un petit sac de baudruche contenant du coton. Cette précaution préviendra les mouvements désordonnés que fait la malade, agacée par l'irritation que produisent les extrémités des fils.

La pratique habituelle suivie par les chirurgiens consiste à laisser en place les fils pendant 7 ou 8 jours. Si, après ce laps de temps, la réunion ne s'est pas effectuée, il est inutile de laisser les fils plus longtemps; tout au plus sera-t-il alors indiqué de gratter les surfaces avec la cuiller tranchante et de placer un fil supplémentaire, dans l'espoir d'une réunion *immédiate secondaire*.

Pour résumer les points les plus importants de la technique opératoire, nous répéterons les trois indications suivantes :

1) Absence de traction;

2) Nombre de sutures considérable;

3) Absence de sonde à demeure, l'urine étant évacuée par le cathétérisme ou par une fistule artificielle.

II. — RESTAURATION DE L'URÈTHRE PAR DES LAMBEAUX PRIS SUR LA PAROI SUPÉRIEURE DU VAGIN. — INDICATIONS OPÉRATOIRES.

Quand les bords de la gouttière uréthrale sont trop peu élevés pour permettre de reconstituer le canal, que d'autre part le tissu vaginal voisin est sain, qu'il n'est ardoisé d'aucun ou seulement de faibles tractus cicatriciels, on pourra songer, avec beaucoup de chances de succès, à reconstituer l'urèthre avec des lambeaux pris sur la paroi vaginale. Pour cela, des deux côtés de la gouttière et à un centimètre de cette dernière, on tracera, à partir du méat, des lignes divergentes vers l'orifice vésical. On décollera, entre ces incisions et la gouttière, un lambeau épais et on réunira chacun par son bord libre à celui du côté opposé. C'est un des meilleurs procédés que l'on puisse employer dans les cas d'hypospadie. *Il sera toujours prudent de faire l'opération en deux temps.* Dans le premier on se contentera de créer un nouvel urèthre; dans le second, quinze jours après l'enlèvement des premiers fils, on réunira ce canal au pourtour de l'orifice vésical. Si la *première opération avait rétréci outre mesure* le vagin (ce rétrécissement existe toujours et s'est manifesté également dans notre cas personnel), rien ne serait plus aisé que de faciliter la seconde intervention en sectionnant des deux côtés de la fourchette l'orifice de la vulve. On réunirait ensuite les incisions par un surjet en catgut; c'est la pratique que nous avons vu suivre par M. Pozzi dans un cas d'hystérectomie vaginale; les cicatrices consécutives sont à peine visibles.

III. — PROCÉDÉ DE RESTAURATION PAR LES PETITES LÈVRES. INDICATIONS.

Les opérations de Fritsch et de Polaillon ne nous semblent être que des procédés d'exception. L'ingénieuse méthode du chirurgien de la Pitié demande, pour être exécutable, des circonstances bien déterminées. Les petites lèvres doivent être développées, l'orifice vésical doit être très près du bord postérieur de la symphyse, toutes circonstances qui se rencontrent presque exclusivement dans l'hypospadie. L'opération de Fritsch peut être pratiquée dans des conditions moins spéciales. Il suffit que la gouttière uréthrale existe, quel que soit l'état des parties environnantes, pourvu qu'il reste après l'excision des cicatrices un terrain suffisamment cruenté pour l'implantation de la petite lèvre.

Remarquons toutefois que cette dernière n'a qu'un pédicule nourricier étroit et qu'elle-même n'est composée que de tissus peu vivaces; ce qui met toujours en doute la réussite de l'opération.

IV. — RESTAURATION DE L'URÈTHRE AU MOYEN D'UN LAMBEAU PRIS SUR LA CLOISON VÉSICO-VAGINALE (OPÉRATION DE SCHRŒDER). — INDICATIONS OPÉRATOIRES (MÉTHODE COMBINÉE DE M. LE PROFESSEUR HEYDENREICH).

Ce procédé est un des meilleurs qui aient été décrits; et il sera souvent indiqué d'y avoir recours. On pourra l'employer chaque fois que la cloison vésico-vaginale n'aura pas subi de trop grandes pertes de substance, ce qui est le cas le plus habituel. Si la restauration directe laisse quelque doute sur la possibilité de son exécution, il ne faudra pas hésiter à se servir d'un lambeau vésico-vaginal. Rien ne s'opposera, d'ailleurs, à combiner les deux procédés et à suivre la pratique de M. le professeur Heydenreich, dans notre cas personnel. Lorsque l'on aura reconnu la possibilité de la restauration par simple avivement de la portion antérieure du canal, on l'exécutera; quitte ensuite à réparer sa moitié postérieure par un lambeau vésico-vaginal. Cette manière d'agir, qui a permis de guérir notre malade, est une *méthode combinée,* qui, exécutée de parti pris et avec discernement, devra réussir après trois interventions. Dans la *première* on créera par avivement un bout d'urèthre antérieur, ce qui est toujours facile; dans la *seconde* on taillera un lambeau vésico-vaginal qui reconstituera la partie postérieure du canal; enfin, dans la *troisième,* on fermera la fistule uréthro-vaginale qui persistera. Nous rangeons ce procédé dans la classe des restaurations par lambeau vésico-vaginal, et nous le décrivons avec la caractéristique de *méthode combinée* sous le nom de M. le professeur Heydenreich, qui le premier l'exécuta et lui dut un succès.

Il est évident que plus la cloison vésico-vaginale sera épaisse et plus ce procédé, ainsi que l'opération de Schrœder, sera d'une exécution facile. De plus, le chirurgien aura des chances de créer ainsi un canal musculaire contractile.

V. — PROCÉDÉS D'EMMET-BAKER ET DE RUTENBERG. — INDICATIONS.

Jusqu'ici, tous les procédés dont nous avons donné les indications s'adressaient à des cas où il était possible de rétablir le système urinaire dans son ensemble et de créer un état tout semblable à l'état normal. Mais il est des lésions pour lesquelles les indications sont différentes. Pour leur guérison, il serait illusoire de s'adresser à des opérations simples. Nous voulons parler de ces destructions étendues qu'eurent à traiter Emmet, Baker-Brown, Werth. La gouttière a disparu, ou bien elle est coupée de grosses travées cicatricielles, réunies elles-mêmes en un parquetage rigide par des brides plus minces ; la cloison vésico-vaginale est fortement entamée ; ce qui en reste est cicatriciel, inextensible et adhérent à la symphyse et aux branches descendantes du pubis. Quand le vagin s'offre sous cet aspect, quand il est rétréci, toute tentative de restauration directe sera vaine. Le chirurgien doit, dans de telles circonstances, savoir prendre une décision énergique et ne pas perdre un temps précieux en atermoiements ; l'opération de Baker ou celle de Rutenberg s'imposent. Ce sont les seuls procédés qui parviendront à débarrasser rapidement la malade de son infirmité.

On peut discuter sur la valeur relative de ces deux opérations. Celle de Baker-Brown semble plus inoffensive, mais elle demande un traitement consécutif prolongé. Le trajet fistuleux que l'on a créé a des tendances excessives à s'obturer. Il sera nécessaire de pratiquer un cathétérisme dilatateur régulier. Une question importante est celle de savoir pendant combien de temps cette dilatation progressive sera nécessaire. M. Péan[1] l'évalue à neuf mois. D'après ce chirurgien, un conduit dont tout ou partie des parois est composé de tissu cicatriciel a pendant neuf mois environ de la tendance à se fermer.

Après ce temps, cette tendance disparaît. Avec le procédé de Rutenberg, si l'on a soin d'accoler la muqueuse de la vessie avec les téguments cutanés, l'oblitération cicatricielle ne sera pas à craindre. Néanmoins, nous ne saurions avoir une opinion tranchée au sujet de ces deux méthodes.

Préparation du champ opératoire. — Le second temps de ces deux opérations, qui consiste, comme on sait, à fermer la vessie du côté du vagin, présente le plus souvent les plus grandes difficultés. Ces opérations s'adressent, en effet, à des lésions étendues et profondes de la moitié inférieure du vagin. Il ne reste qu'une quantité de tissu sain tout à fait insuffisante pour permettre l'avivement et l'obturation de la fistule vésicale. Cette dernière se présente sous la forme d'un anneau rigide, cicatriciel, dont la demi-circonférence antérieure est adhérente aux os.

Pour la combler, il sera nécessaire de préparer à

1. Conférence clinique à l'hôpital Saint-Louis, le 25 octobre 1890.

l'avance le champ opératoire, comme le recommandent Pawlik[1] et Bandl[2]. Cette préparation consiste à faire subir en quelque sorte des *mouvements d'assouplissement* aux lèvres de la solution de continuité : à les saisir tous les deux jours avec des crochets, et, par des tractions progressives, à les rapprocher. Si une bride cicatricielle s'oppose à ces manipulations, on la sectionne ou on l'excise. Si le vagin est trop étroit on le dilate. Bandl conseille de faire ce travail pendant trois semaines avant d'entreprendre une opération définitive ; et Pawlik doit à cette méthode le magnifique succès que nous avons rapporté dans une de nos observations.

VI. — INDICATIONS DES OPÉRATIONS QUI SACRIFIENT LE VAGIN ; *a*) FISTULE VAGINO-RECTALE ET COLPOCLEISIS ; *b*) COLPOCLEISIS SPÉCIAL DE H. KIDD.

a) *Fistule vagino-rectale et colpocleisis.* — Nous ne reviendrons pas sur ce que nous avons dit de ce procédé ; nous répéterons seulement que c'est là une opération que nous croyons devoir éliminer complètement de la chirurgie gynécologique.

b) *Colpocleisis spécial de* H. Kidd. — Cette opération n'est pas à dédaigner ; elle est, il est vrai, un *ultima ratio,* un pis-aller ; mais il sera quelquefois nécessaire, dans les cas extrêmes, dans ceux où le vagin est rétréci,

1. Pawlik. — *Loc. cit.*
2. Bandl. — *Zur Operation der Scheidenfisteln, gegen Colpocleisis.* (*Wiener med. Presse,* nos 39 et 40. 1881.)

inextensible, incrusté de cartilages pour ainsi dire, d'y avoir recours, et le chirurgien sera heureux de trouver dans ce procédé un moyen pour rétablir la rétention d'urine.

Du résultat fonctionnel des divers procédés autoplastiques : lambeau vaginal, lambeau vésico-vaginal, lambeau emprunté aux petites lèvres.

Parfait au point de vue morphologique, le résultat de ces diverses opérations a été variable au point de vue fonctionnel. Que l'urèthre, avec le col de la vessie sectionné d'avant en arrière, reprenne ses fonctions après la suture de la plaie, il n'est rien là que de naturel. Il en est autrement quand le résultat est tout aussi brillant avec un lambeau vaginal ou un lambeau pris sur les petites lèvres. Les explications de ce phénomène ont varié.

Fritsch[1], pour justifier son procédé, écrit: « Songeant à ce que, dans les opérations plastiques faites sur le sphincter anal, la reconstitution *ad integrum* ne réussit pas toujours, et que, cependant, la guérison se fait spontanément, les deux bouts du sphincter se réunissant isolément aux extrémités d'une pièce intermédiaire formée de tissu de cicatrice, contre laquelle les fibres musculaires peuvent se contracter, en fermant ainsi la lumière du rectum, je pensais que la même chose pourrait avoir lieu pour l'urèthre. » Dans le procédé de Fritsch, la pièce intermédiaire est la petite lèvre. Le succès qu'il obtint confirmerait-il ses vues théoriques ?

Heppner, cité par Seligmann[2], est d'avis « que le muscle

1. Fritsch. — *Loc. cit.*
2. Seligmann. — *Loc. cit.*

bulbo-caverneux qui entoure le sinus uro-génital est capable de contraction volontaire et peut ainsi, jusqu'à un certain point, s'opposer à l'incontinence ». C'est là une explication pour la guérison obtenue par un lambeau vaginal. Les muscles qui parcourent les parois du vagin, et dont nous avons parlé dans la partie anatomique de ce travail, se sphinctérialisent. Telle est encore l'opinion émise dans un travail inspiré par Lücke[1]. « La forte cicatrice médiane est un point d'appui, un pilier, contre lequel le bulbo-caverneux applique les parties molles qui forment le canal. Cette cicatrice, en se rétractant, diminuera le calibre du canal et le rendra plus apte encore à être soumis à l'influence des constricteurs. Une preuve de l'adaptation du muscle à sa nouvelle fonction est cette constatation que, lorsque l'influx nerveux volontaire fait défaut, par exemple pendant la nuit, ou pendant une émotion, notre petite malade perd ses urines. Mais il est certain que, chez des adultes, la puissance de l'habitude sera suffisante pour que leur volonté agisse même pendant la nuit, et la continence sera parfaite. »

A côté de cette explication anatomo-physiologique du rétablissement de la miction normale, il en est une autre plus simple; elle consiste à ne voir dans la continence qu'un fait absolument mécanique. Cette théorie est surtout vraisemblable quand le nouveau canal est long, étroit et coudé. L'urine s'accumule dans la vessie, mais ne s'écoule au dehors que quand la pression abdominale volontaire vient forcer l'accolement des parois du nouvel urèthre. Entre ces deux explications tout à fait contraires, il

1. Seligmann. — *Inaug.-Dissert.*, p. 21 et 25.

y a peut-être place pour une théorie éclectique qui, en attribuant la plus grande part dans le phénomène de la continence post-opératoire à la longueur, à l'étroitesse, à l'état cicatriciel du canal, ne rejetterait pas complètement l'action des fibres musculaires qu'il contient.

La continence n'est pas toujours obtenue immédiatement après l'opération. Les malades continuent à perdre ou au moins à uriner très fréquemment; petit à petit la vessie apprend de nouveau à se distendre et à supporter une certaine quantité d'urine sans réagir en expulsant son contenu. Schatz a obtenu de bons effets d'un traitement consécutif par des douches froides locales et par l'électrisation.

L'efficacité de ce traitement n'est pas absolue. Si le nouveau canal ne contient pas suffisamment de fibres musculaires pour agir comme sphincter, ou s'il ne répond pas aux conditions d'étroitesse et de courbure nécessaires pour former une barrière mécanique à l'écoulement de l'urine, l'incontinence persistera.

C'est pour ces cas qui font le désespoir du chirurgien, dont tout le travail risque d'être perdu, et le malheur des opérées, dont l'attente est frustrée, que Pawlik[1] a conseillé une opération spéciale (*Continenz Operation*).

Cette opération consiste à allonger le canal en l'attirant vers le clitoris, à le couder par-dessus le ligament de Carcassonne et à favoriser l'accolement de ses parois en exerçant une traction cicatricielle sur ses bords.

L'idée de ce procédé lui fut suggérée par ce qui se passe dans l'antéflexion utérine. Le contenu de la matrice ne

1. *Eine neue Operation zur Herstellung der Continenz der weiblichen Blase* (*Z. f. Geburt und Gyn.*, Bd. 8, et *Wiener med. Wochenschrift*, nos 25 et 26. 1883.)

peut s'écouler spontanément et il faut les contractions de l'organe pour forcer l'accolement des parois du col produit par l'angle de flexion.

Or, comment satisfaire à ce double desideratum de coudure du canal et d'aplatissement des parois ? On pourrait y parvenir, selon l'aveu de Pawlik lui-même, en promenant le thermo-cautère le long des bords de l'urèthre, en créant ainsi deux plaies dont la cicatrisation exercera des tractions sur les bords du canal ; on pourrait encore créer une bride cicatricielle passant transversalement sur le conduit.

Opération de Pawlik. — Mais ces méthodes n'amènent pas toujours l'effet voulu, tandis que le procédé qu'il préconise serait d'une efficacité certaine. Ce procédé consiste tout simplement à exciser un fer à cheval de tissu tout autour de l'urèthre. Le méat se trouve dans la concavité du fer à cheval, et la branche transversale de ce dernier est située entre le clitoris et le méat.

Cette excision terminée, il suture les bords de la plaie ainsi faite. Les sutures placées sur les branches latérales du fer à cheval tendent transversalement le canal, le brident, en d'autres termes, tandis que les fils placés sur la branche transversale tirent le canal en haut, l'allongent et le coudent au-dessous du ligament de Carcassonne.

Pawlik fait cette opération en deux temps : d'abord une des moitiés du fer à cheval, ensuite l'autre moitié, pour qu'une traction trop forte sur les fils ne vienne pas à couper les tissus.

Il évalue la largeur à donner aux branches latérales de ce fer à cheval en attirant avec un crochet le canal à droite puis à gauche, il excise tous les tissus situés entre le crochet qui a saisi la paroi inférieure de l'urèthre et le point le plus latéral où il a pu attirer le crochet. Un point important (*das wichtigste Moment*) serait d'obtenir le maximum de bridement au niveau du ligament de Carcassonne, car à cet endroit la cicatrice aura une base solide, qui est le ligament ou la branche descendante du pubis sur laquelle elle pourra aplatir le canal.

Pawlik ne chloroformise pas ses malades, la cocaïnisation étant suffisante; il a pratiqué cinq fois cette opération avec un entier succès. Les lettres que lui envoient ses malades disent qu'elles vont de mieux en mieux à mesure que leur vessie augmente de capacité et qu'elles s'exercent au mécanisme de la miction.

Si Pawlik a systématisé l'opération qui porte son nom, d'autres avant lui avaient cherché à utiliser la rétraction du tissu cicatriciel pour obtenir la continence; nous ne citerons que Emmet, Schrœder, Lücke; néanmoins l'originalité de sa méthode n'est pas atteinte par cette constatation.

Dans le plus grand nombre des cas, le chirurgien peut arriver, après la reconstitution d'un canal uréthral et l'opération complémentaire de Pawlik si elle est nécessaire, à rétablir chez une femme le contrôle de la volonté sur la miction; exceptionnellement ce contrôle pourra faire défaut. Alors encore il n'y aura pas lieu de désespérer et, au moyen d'un compresseur placé sur le méat, la continence tant désirée sera obtenue. Le méat, par l'opération de Pawlik ou par tout autre procédé, par exemple en allongeant le canal par l'avivement des petites lèvres, sera placé tout près du clitoris, en avant de la symphyse. Il importe beaucoup que l'extrémité terminale de l'urèthre soit placée en avant de la symphyse, pour que le compresseur puisse, en aplatissant le canal contre la paroi osseuse du pubis, assurer une fermeture hermétique du méat. De plus, l'entrée du vagin sera ainsi complètement libre.

Compresseur de Trélat. — Le compresseur dont on se servira est un instrument très ingénieux, construit par Charrière sur les indications de Trélat. Il a été fabriqué en 1865, pour une malade qui avait eu une déchirure complète de l'urèthre, à la suite d'un accouchement terminé aux fers. L'urèthre fut restauré par deux opérations autoplastiques; mais l'incontinence persistait.

Nous empruntons la description de l'appareil à Trélat lui-même[1].

« Le bandage se compose d'une ceinture rembourrée portant à sa partie antérieure et médiane une pelote plate qui repose au-dessus du pubis. A son milieu vient se fixer un ressort qui décrit une assez large courbure à concavité postérieure qui se termine par une petite pelote en ivoire, large et longue comme la pulpe du pouce. C'est cette pelote qui comprime l'urèthre. Le ressort est préservé du contact de l'urine et des mucosités vaginales par une enveloppe en caoutchouc.

« Quand la malade veut uriner, elle soulève un petit verrou placé au bas de la pelote hypogastrique, et une charnière permet au ressort et à la pelote d'ivoire un mouvement en arc de cercle qui fait cesser la compres-

1. *Gazette des Hôpitaux* du 30 décembre 1865 ; Maternité de Paris. — Trélat.

sion. Il suffit de repousser le ressort en arrière pour que le verrou se ferme et que la compression soit rétablie. Il faut ajouter que l'attache du ressort à la pelote hypogastrique est mobile dans le sens vertical, de telle sorte qu'on peut régler la pression du ressort suivant qu'on serre l'écrou plus ou moins haut sur la double tige mobile.

« La malade porte cet appareil sans fatigue. Elle peut s'asseoir, se baisser, marcher sans difficultés. L'écoulement involontaire de l'urine est complètement suspendu en sorte que la malade a pu reprendre son état de lingère. Elle est revenue nous voir depuis son départ et nous avons pu nous assurer de la persistance de la guérison. »

A quel moment faut-il opérer?

Si nous cherchons dans le *Traité de Gynécologie* de M. Pozzi[1] la réponse donnée à cette question, dans les cas de fistule vésico-vaginale, nous voyons que : « Hégar et Kaltenbach fixent le moment le plus favorable entre la sixième et la huitième semaine après l'accouchement. A ce moment l'écoulement des lochies a disparu, les escharres sont complètement éliminées, les lèvres de la fistule sont bien vasculaires et suffisamment solides. Plus tôt on risquerait de voir la plaie souillée par l'écoulement vaginal et d'opérer sur des tissus trop friables et trop gorgés de sang ; plus tard on se trouve en présence de tissus rétractés et scléreux. »

Présentée sous cette forme, l'indication du moment où il faut intervenir nous semble trop exclusive et ne s'a-

1. Pozzi. — *Loc. cit.*

dresser qu'à une seule catégorie de lésions, celle où les désordres ont été produits par une compression longue et continue des tissus par la tête du fœtus et une gangrène consécutive. Il n'en est plus de même quand le traumatisme a revêtu une autre forme.

Une déchirure occasionnée par une cuiller de forceps, par le crochet de l'accoucheur, donne lieu à une plaie nette, qui demande une réunion pour ainsi dire immédiate. En n'attendant que très peu de jours, on aura grande chance de pouvoir réparer facilement les lésions et remettre en place, par quelques points de suture, un lambeau uréthro-vaginal arraché. Après un mois ou deux, comme le veulent Hégar et Kaltenbach, on risquerait de voir ce lambeau atrophié, rétracté, et demander, pour être remis en place, une opération difficile et de longue durée.

Nous ne croyons pas que l'écoulement des lochies soit une contre-indication absolue à toute intervention dans le vagin. Si le chirurgien est sûr de son asepsie, rien ne l'empêchera d'opérer 5 ou 6 jours après la délivrance. Au bout de cette période il n'y a plus trace de sang dans les lochies [1]. Si, trop timide, l'opérateur ne voulait intervenir qu'à la fin de l'écoulement post-puerpéral, il serait inutile d'attendre un mois et demi. Après quinze jours, en effet, les lochies purulentes elles-mêmes deviennent insignifiantes [2].

Nous n'ignorons pas qu'à cette même époque la femme se trouve dans une des périodes, dans un des états que Verneuil a appelés les *états extra-physiologiques* de la femme. Ce sont : la menstruation, la grossesse, la période puerpérale et la lactation. Pendant ces périodes, on ne de-

1. Tarnier et Chantreuil. — *Traité de l'art des accouchements*. Paris. 1888. T. I, p. 773.
2. Tarnier. — *Loc. cit.*, p. 775.

vrait porter le bistouri sur une femme que dans les cas d'urgence[1]. Un rien suffit pour amener des accidents, et les sutures en particulier faites sur une fistule vésico-vaginale déchirent.

Remarquons tout d'abord qu'en suivant l'indication de Hégar, c'est-à-dire en opérant après un mois et demi, la femme se trouve encore dans une période extra-physiologique : la lactation ; et, d'autre part, qu'il est aujourd'hui de règle de suturer immédiatement un périnée déchiré pendant l'expulsion du fœtus. Cette pratique ne semble avoir donné que de bons résultats. L'abstention systématique préconisée par M. Verneuil, excellente dans bien des cas, nous semble quelque peu exagérée dans le cas qui nous occupe. D'ailleurs l'opération qui consiste à remettre en place un lambeau uréthral arraché par le crochet ou le forceps rentre dans le cadre des opérations d'urgence, puisque cette intervention mettra le vagin endolori à l'abri du contact de l'urine et qu'elle épargnera à la femme les opérations tardives toujours difficiles et longues.

Si l'on peut discuter l'opportunité d'une opération immédiate dans les déchirures de l'urèthre produites pendant l'accouchement, il n'en est plus de même quand cette lésion a été occasionnée par l'extraction forcée d'un calcul, par un coup sur le périnée, par un coït brutal, par une incision au bistouri ; dans toutes ces circonstances la réunion immédiate s'impose.

La longue durée de l'incontinence n'est pas une contre-indication. On pourrait croire que la vessie, longtemps rétractée par suite de son inactivité, ne reprendra plus ja-

1. *Leçons orales au lit d'une malade*, 23 octobre 1890.

mais son rôle de réservoir; il n'en est rien. L'opérée de Sayre était incontinente depuis 11 ans; celle de Lawson Tait depuis 15 ans ; la malade de Hégar, citée par Pozzi, depuis 35 ans ; enfin celle d'Emmet depuis 40 ans.

Un état général par trop mauvais, dû non pas au marasme psychique produit par l'incontinence, mais à une lésion organique, une pyélo-néphrite suppurée, par exemple, est une contre-indication absolue. La meilleure preuve en est le sort de la malade opérée par Werth, qui mourut après une longue série d'épreuves.

Quant à la gravité de ces opérations autoplastiques en elles-mêmes (nous laissons évidemment de côté la fistule hypogastrique, dont la gravité est celle des tailles sus-pubiennes), elle semble nulle. C'est ce que prouvent les nombreuses interventions subies par la plupart de nos malades; chez le plus grand nombre, aucune réaction fébrile ne s'est montrée après l'opération. La température de la malade de M. Heydenreich n'a jamais atteint 38°, malgré les séances répétées de restauration qu'elle dut subir.

Cette innocuité de l'opération ne doit pas rendre moins circonspect le chirurgien, car elle est due uniquement à une asepsie rigoureuse et à une technique prudente, et n'existait pas avant la période aseptique.

CONCLUSION

La conclusion que nous croyons pouvoir tirer de notre travail est de nature à nous récompenser de notre tâche. Nous sommes persuadé qu'il est toujours possible de rétablir le cours naturel des urines, ou au moins de guérir l'incontinence des malades dont le sphincter uréthro-vésical a été détruit, et cela sans en venir au procédé barbare de la fistule vagino-rectale.

Les moyens d'action dont dispose le chirurgien sont variés; il aura dans son arsenal un nombre considérable de bonnes opérations, qui le mèneront sûrement au but, s'il sait choisir avec discernement, de manière à appliquer à chaque cas celle qui lui convient.

Si la paroi postérieure de l'urèthre et le col vésical ont été seulement fendus, un simple avivement suivi de sutures lui donneront le succès.

Si les conditions se présentent sous un jour moins favorable, si les bords de la gouttière uréthrale manquent, des lambeaux vaginaux lui permettront de rétablir l'état normal, à la condition que la muqueuse vaginale soit saine. Cette dernière ne l'est-elle plus, il taillera un lambeau vésico-vaginal, ou bien encore il emploiera le procédé combiné de M. le professeur Heydenreich qu'il sera le plus souvent facile d'exécuter ; c'est là une méthode dont les indications se trouveront réunies dans la plupart des cas.

Quand toute la moitié antérieure de la paroi supérieure du vagin sera détériorée, changée en un magma cicatriciel, l'opération d'Emmet-Baker, ou celle de Rutenberg, lui offriront la possibilité du succès.

Dans les cas extrêmes, exceptionnels, où la paroi vésico-vaginale tout entière a disparu, le chirurgien sera obligé de sacrifier le vagin ; mais par le procédé de H. Kidd, l'incontinence disparaîtra complètement, sans que l'on soit forcé de recourir à la création d'un cloaque vésico-rectal.

Enfin si, après avoir rétabli le canal par un lambeau vaginal, vésico-vaginal, ou par les petites lèvres, l'incontinence persiste, on saura qu'en allongeant l'urèthre, en le rétrécissant suivant le procédé de Pawlik, on pourra la guérir. Et si tout cela n'a pas réussi, le compresseur de Trélat sera d'un excellent secours, en délivrant la malade de sa dégoûtante infirmité au prix du léger inconvénient que présente le port d'un bandage aussi simple que celui dont s'est servi la malade de Trélat.

Il est certain qu'une seule opération ne suffira pas le plus souvent pour réparer les dégâts; il en faudra deux, trois, et même davantage. Mais rien ne lasse la patience des malades, et nous avons trouvé des observations où, pendant 7 et 8 ans, elles sont restées en traitement, subissant stoïquement de pénibles interventions.

Il est du devoir du chirurgien de ne pas se lasser non plus, et de ne pas suivre Emmet sur la pente de l'abstention sur laquelle il semble glisser quand il dit : « J'ai vu les résultats d'un travail de plus de trois ans détruits par une femme qui essaya le tour absurde de se laisser tomber sur le parquet en faisant le grand écart pour montrer qu'elle était bien guérie. J'ai vu l'urèthre tout entier perdu par l'emploi maladroit d'un cathéter. Aussi, plus j'avance dans la vie et plus je crois qu'est minime la quantité de sens commun que possède la moyenne des individus et moins je suis disposé à dépenser mon énergie sur les faibles chances de succès permanent que peuvent donner ces opérations[1]. » Un accès de mauvaise humeur rend égoïste ce savant gynécologiste ; ne raconte-t-il pas, quelques lignes plus loin, qu'il est parvenu à restaurer complètement l'urèthre détruit chez sept malades et qu'il n'a réussi que partiellement dans d'autres cas.

Nous sommes convaincu que le grand nombre d'opérations souvent nécessaires pour obtenir une guérison complète sont liées aux hésitations du chirurgien, qui est par trop tenté de ne pratiquer qu'une restauration directe, alors même que cette dernière est contre-indiquée. Il faut savoir juger de son opportunité et ne pas l'essayer par des interventions répétées, toujours de plus en plus désastreuses, alors qu'une opération plus largement conçue amènerait la guérison en une ou deux séances.

En rassemblant sur cette question toutes les observations publiées, en y ajoutant celle de M. le professeur Heydenreich et en en faisant le premier travail d'ensemble, nous espérons avoir facilité la tâche du chirurgien. Il aura sous les yeux tous les matériaux, laborieusement compi-

---

1. Th. Emmet. — *La Pratique des maladies des femmes* (traduction française). Paris, 1887.

lés et classés, qui lui seront nécessaires pour voir ce qu'ont fait ses devanciers, pour les imiter si le cas s'y prête; au besoin, pour perfectionner leurs méthodes. Si nous avons pu, pour une part si minime qu'elle soit, contribuer par ce travail à la guérison d'une de ces infirmités dont tout le monde connaît les conséquences physiques et morales, ce sera là notre meilleure récompense.

INDEX BIBLIOGRAPHIQUE

Rudeloff. — *Ueber Spaltung der hinteren Urethralwand.* (Inaug.-Dissertation.) Strassburg, 1881.

Sayre. — *Archives de tocologie.* Juin 1879.

Schmarbeck. — *Ueber Zerstörungen der weiblichen Harnröhre.* (Inaug.-Dissertation.) Berlin, 1877.

Landau. — *Ueber Verschwärungen der weiblichen Harnröhre.* (Archiv für Gyn., Bd. XXX.) 1881.

Galabin. — *American Obstetric Journal.* May 1877.

Rose. — *Zeitschrift für Chirurgie.* 1877.

Cazin. — *Archives de tocologie.* 1879.

Schatz. — *Demonstration eines Harnröhrensteins von besonderer Grösse.* (Verh. der deutschen Gesellschaft für Gyn.) 1888.

Sinclair. — *Vesicale calculus in the female spontaneously expelled.* (Dublin Journal of med. science.) Août 1874.

Rose. — *Plastischer Ersatz der weiblichen Harnröhre.* (Zeitschrift für Chir.) 1875.

Thomas. — *American Journal of obstetric.* January 1877.

Soullier. — *De l'Épithélioma primitif du méat urinaire.* (Thèse de Paris. 1879.

Hussey. — *Destruction of the urethra in a woman in consequence of a blow on the perinæum.* (Brit. med. Journal, 8 Jan. 1868.)

Lapin. — *Centralblatt für Gynækologie,* n° 14, 1881.

Bandl. — *Beiträge zum Centralblatt für Gynæk.,* n° 21, 1881.

Archives de tocologie, p. 883, 1886.

Riedel. — *Wiener med. Wochenschrift,* n°s 33 et 34, 1883.

Lapin. — *Verletzungen der äusseren Geschlechtsorgane des Weibes bei Skopten.* (Archiv für Gyn., Bd. XVII, 1881.)

*

Pellikan. — *Geschichtlich medicinische Untersuchungen über das Skoptenthum.* 1875.

Winkel. — *Krankheiten der weiblichen Harnröhre* in *Handbuch der Frauenkrankheiten.* 1880.

Henle. — *Handbuch der systematischen Anatomie des Menschen.* Bd. II. 1875.

Lentschensky. — *Musculärer Verschluss der weiblichen Genitalien.* (Centralblatt für Chirurgie, n° 28, 1874.)

Schatz. — *Zeitschrift für Chirurgie.* März 1886.

Herrmann. — *Handbuch der Physiologie.* Berlin, 1886.

Ledouble. — *Du Kleisis génital.* (Thèse de Paris, 1876.)

Jobert de Lamballe. — *Traité de chirurgie plastique.* Paris, 1849.

Dieffenbach. — *Operative Chirurgie.* T. I, 1844.

Lebedeff. — *Ueber Hypospadie beim Weibe.* (Archiv für Gyn., Bd. XVI,) 1880.

Houzel et Pozzi. — *Fistule vésico-uréthrale guérie par autoplastie.* (Gaz. méd. de Paris, 1888.)

Lawson Tait. — *Two cases of repair of the female bladder and urethra.* (Obstetrical Transactions. Vol. XX, 1878.)

Pawlik. — *Zeitschrift für Gyn. und Geburt.* Bd. 8.

Seligmann. — *Hypospadie beim Weibe.* (Inaug.-Dissertation.) Strassburg, 1881.

Emmet. — *Maladies des femmes* (traduction Ollivier). Paris, 1881.

Möricke. — *Ein Fall von Epispadie beim Weibe.* (Zeitschrift für Geb. und Gyn., Bd. V, 1880.)

H. Fritsch. — *Ueber Plastik der weiblichen Harnröhre.* (Centralblatt für Gyn.) 1887.

Polaillon. — *Restauration du canal de l'urèthre chez la femme.* (Bulletin de la Société de chirurgie.) Juin 1890.

Baker-Brown. — *On some diseases of woman remediable by operation.* (The Lancet.) March 5, 1864.

H. Kidd — *Repair of the female bladder and urethra when floor and neck are destroyed.* (Dublin Journal of med. sciences, 1873.)

Rutenberg. — *Anlegung einer neuen Harnröhre über die Symphyse.* (Wiener med. Woch., n° 37, 1875.)

Werth. — *Vollständige Zerreissung der Harnröhre.* (Archiv für Gyn., Bd. XVI, 1880.)

Tillaux. — *Anatomie topographique.* Paris, 1887.

Rohmer. — *Cystotomie sus-pubienne dans l'hypertrophie de la prostate.* (Revue médicale de l'Est, 1884.)

Herrgott. — *De l'Oblitération du vagin comme moyen de guérison de l'incontinence d'urine produite par de vastes pertes de substances de la vessie.* (Bulletin de l'Académie de médecine, 1875.)

Antal. — *Archiv für Gynækologie,* Bd. XVI.

Consalvi. — *Miction par le rectum.* (Gaz. hebd., p. 337, 1879.)

Heilbrun. — *Künstliche Mastdarmfistel.* (Centralblatt für Gyn., n° 26, 1883.)

Mayer. — *Ersatz des* sphincter vesicæ *durch den* sphincter ani. (Charité-Annalen, Bd. VIII.)

Dittel. — *Neuer Heilversuch gegen unheilbare Blasenfisteln.* (Oester. med. Jahrb., p. 563, 1880.)

Lomer. — *Langenbecks Archiv,* Heft 3, Bd. XXVII.

Brœse. — *Ueber den Verschluss der Vulva,* etc. (Zeitschrift für Geb. und Gyn., Bd X, p. 136.)

S. Pozzi. — *Traité de gynécologie.* Paris, 1890.

Société de médecine de Nancy. (Revue médicale de l'Est, p. 699, 1890.)

Bandl. — *Gegen Colpocleisis.* (Wiener med. Presse, n°s 39 et 40, 1881.)

Pawlik. — *Eine neue Operation zur Herstellung der Continenz der weiblichen Blase.* (Zeitsch. für Geb. und Gyn., Bd. VIII.)

Pawlik. — *Wiener med. Wochenschrift,* n°s 25 et 26, 1883.

Trélat. — *Gaz. des Hôpitaux,* 30 déc. 1865.

Tarnier et Chantreuil. — *Traité de l'art des accouchements.* Tome I. Paris, 1888.

J. Reimann. — *Ueber eine Ruptur durch die Urethra bis in das Gewebe der Clitoris.* (Inaug.-Dissertation.) Bonn, 1874.

Deroubaix. — *Traité des fistules urogénitales chez la femme.* Bruxelles, 1870.

Mosetig-Moorhof. — *Handbuch der chirurgischen Technik.* Wien, 1886.

Baker-Brown. — *Surgical Diseases of the women.* London, 1861.

Baker-Brown. — *Loss of urethra and neck of bladder and large recto-vaginal fistula cured by operation.* (The Lancet, June 1863, p. 689.)

Baker-Brown. — *The Lancet.* Janu. 1864.

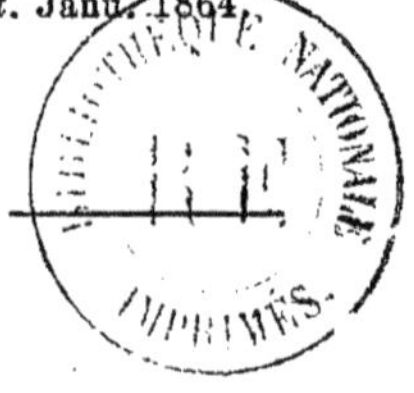

TABLE DES MATIÈRES

Nancy, imprimerie Berger-Levrault et Cie.

Nancy, imp. Berger-Levrault et Cie.

www.ingramcontent.com/pod-product-compliance
Ingram Content Group UK Ltd.
Pitfield, Milton Keynes, MK11 3LW, UK
UKHW021112220726
13924UKWH00004B/1671